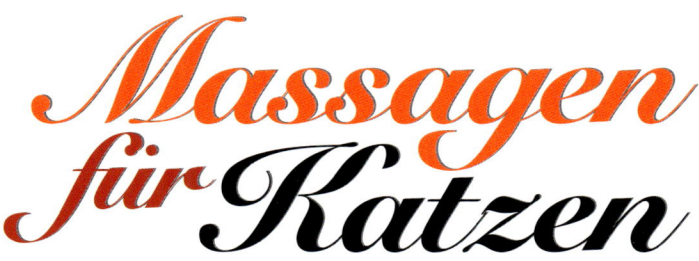

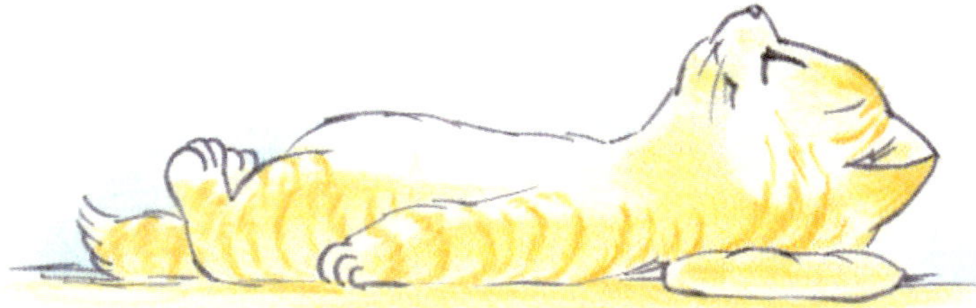

Massagen

für
Katzen

und für Herrchen und Frauchen

Text Claire Gaudin
Illustration Christian Gaudin
Farben Jean-Marc Gaudin
Aus dem Französischen von Christine Konstantinidis

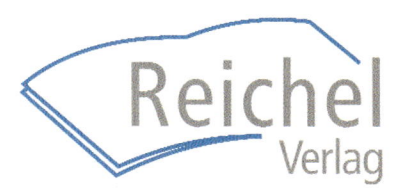

Reichel
Verlag

Für Pythagore,
Mimi,
Filou,
Murmure,
Merlin,
Maouti,
Ménébré,
Shiki
und alle Katzen

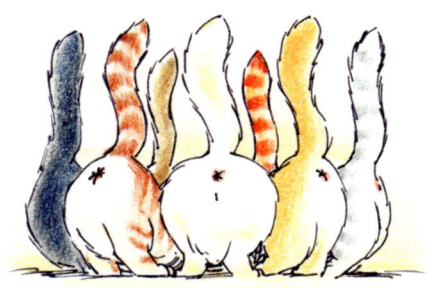

Dank an Marc Françoise,
Colette & Rémy Chaloin,
Michel Petigonnet
& Joël Savatovsky
für ihre großartige Wissensvermittlung,
an Claudie Séguier & Lola Pschitt Orange
für ihre graphische Meisterleistung
und vor allem an Guy und Alice, unsere lieben Eltern,
dafür, dass sie uns in die Welt gesetzt haben.

„Das Lächeln, das du schenkst, kommt zu dir zurück."
Siamesisches Sprichwort

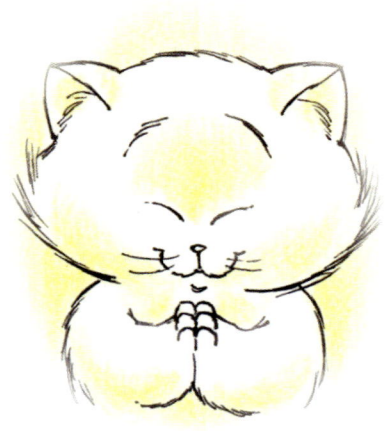

Willkommen an der *Akademie für Massage von Chaville* ...

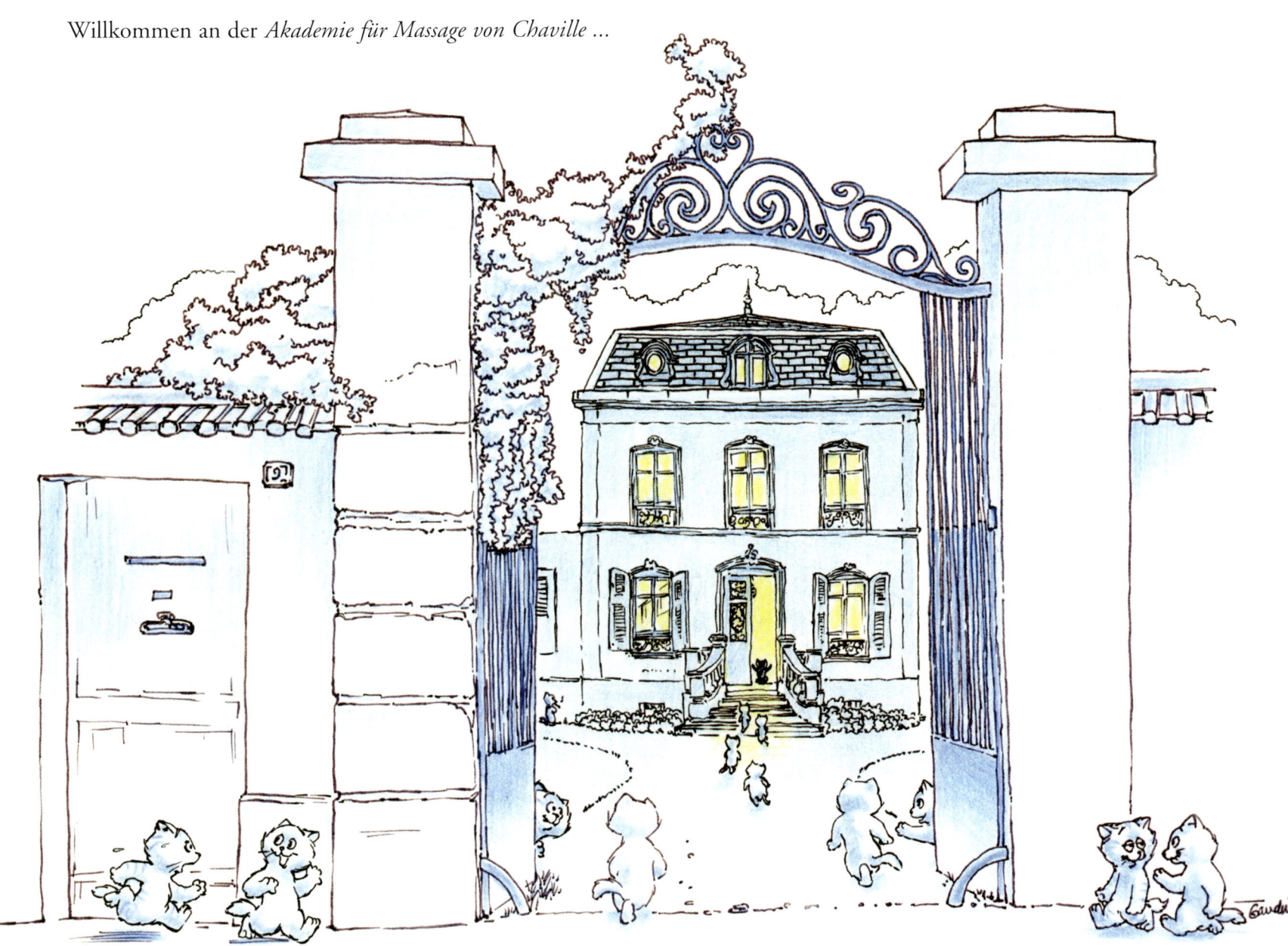

Besonders danken möchten wir den
Lehrern Mykherinos und Bamboo
und auch den Schülern der Akademie
für Massage für Katzen von Chaville
für ihre Unterstützung und ihre
wertvollen Ratschläge.

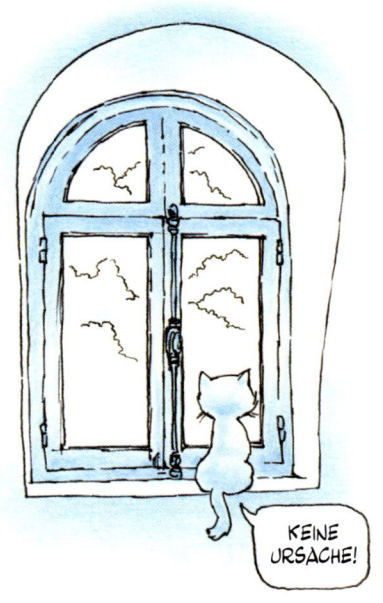

INHALT

KÖRPERBEWUSSTSEIN DURCH ATMUNG

Ich schlage vor, den Kurs mit einer Atemübung zu beginnen.

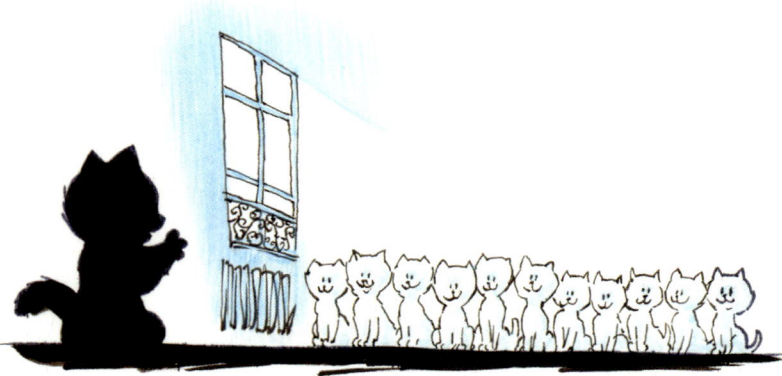

Ein tiefes und frei fließendes Atmen fördert eine harmonische Massage. Der Atem trägt die in euch zirkulierende Energie bis in die feinsten Kanäle.

Hier eine kleine Atemübung, die ihr auf drei verschiedene Weisen ausführen könnt.

Legt euch auf den Rücken. Schaltet alle Gedanken ab und konzentriert euch auf die Atmung. Atmet ganz normal und beobachtet, was in euch passiert.

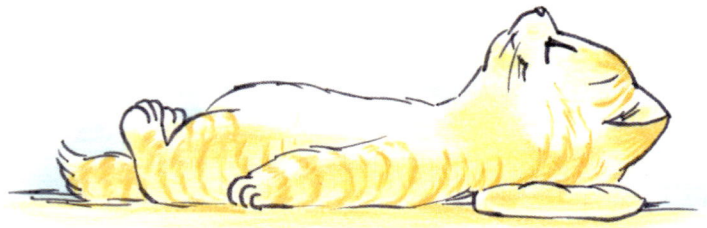

Legt eure Pfoten auf den Bauch und atmet in den Bauch hinein. Atmet ruhig, fühlt die sanfte Luftbrise an der Nasenspitze und das leichte Auf und Ab der Bauchdecke. Macht einige bewusste Atemzüge. Und atmet dann etwas länger aus.
Das ist die tiefe Atmung oder die Zwerchfellatmung.

Legt jetzt eure Pfoten oben auf die Brust. Der Brustkorb hebt sich regelmäßig und ohne Anstrengung.

Spürt den Luftzug in der Nase und in den Lungen, atmet bewusst ein, atmet aus ... ganz langsam ...

Ihr genießt voll und ganz diesen Moment, der einzig auf eure Atmung ausgerichtet ist.

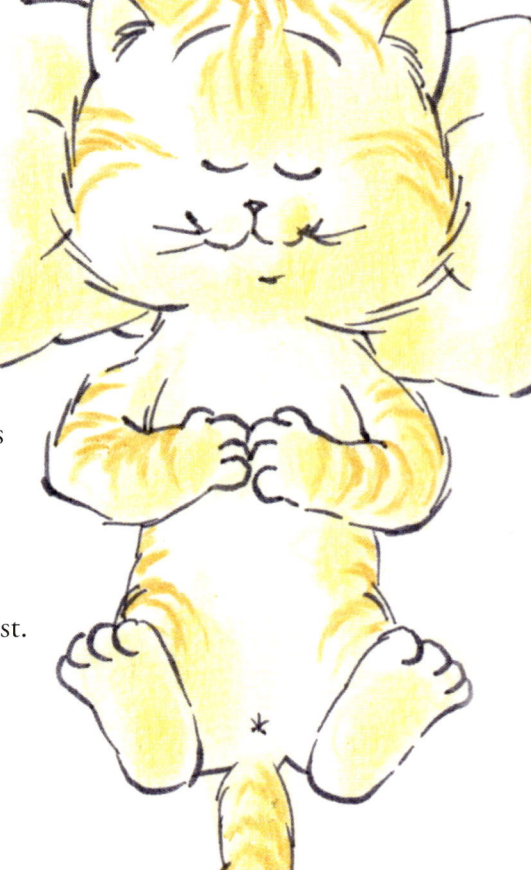

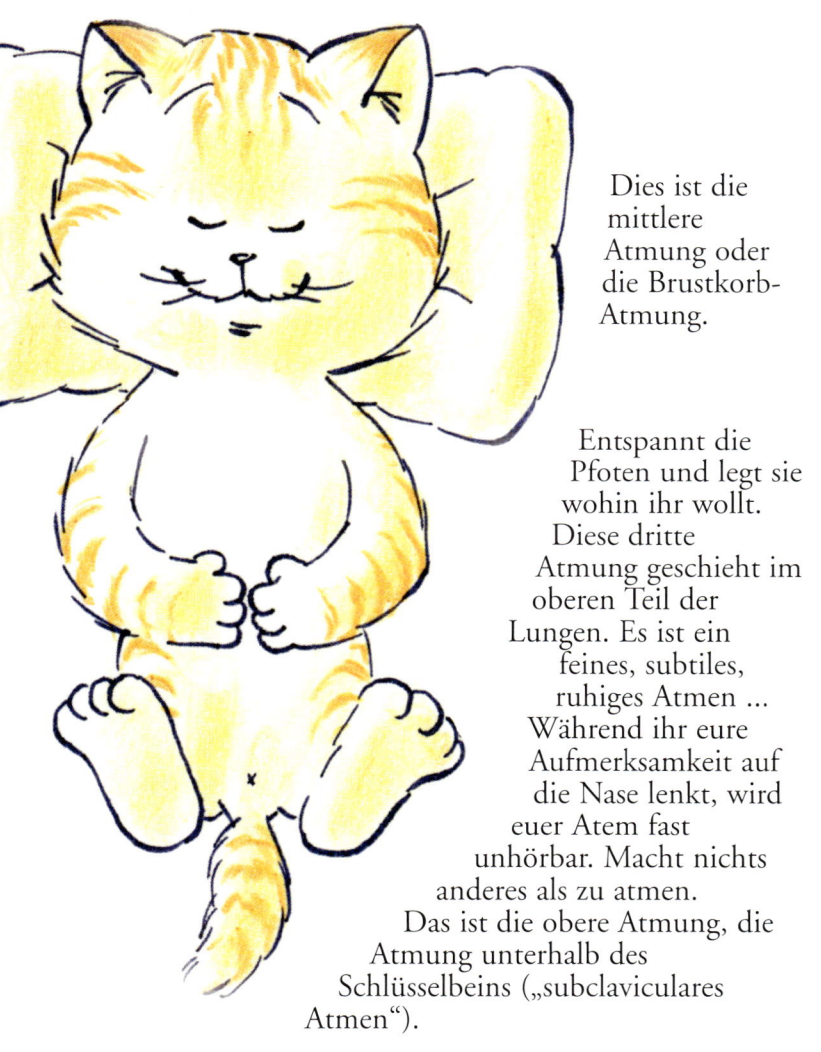

Dies ist die mittlere Atmung oder die Brustkorb-Atmung.

Entspannt die Pfoten und legt sie wohin ihr wollt. Diese dritte Atmung geschieht im oberen Teil der Lungen. Es ist ein feines, subtiles, ruhiges Atmen ... Während ihr eure Aufmerksamkeit auf die Nase lenkt, wird euer Atem fast unhörbar. Macht nichts anderes als zu atmen. Das ist die obere Atmung, die Atmung unterhalb des Schlüsselbeins („subclaviculares Atmen").

Lasst uns jetzt die komplette Atmung üben: die untere, die mittlere und die obere.

Euer innerer Blick richtet sich beim Einatmen auf den Unterbauch und gleitet weiter auf der Körpervorderseite nach oben bis zur Stirn. Beim Ausatmen nimmt euer Bewusstsein den umgekehrten Weg.

Wartet ab, bis sich das Bedürfnis einzuatmen einstellt. Folgt dem Atemkreislauf in eurem Körper ganz bewusst und entspannt ...
Wenn ihr diese Übung regelmäßig macht, werdet ihr bald eine wohltuende Wirkung spüren. Ein tiefes und bewusstes Atmen verbessert die körperliche und energetische Vitalität.

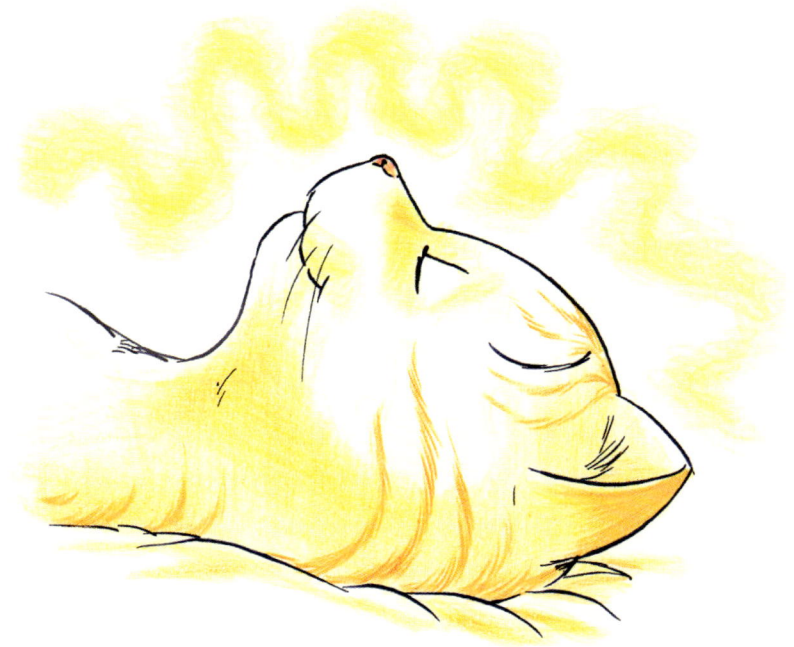

DIE MASSAGE

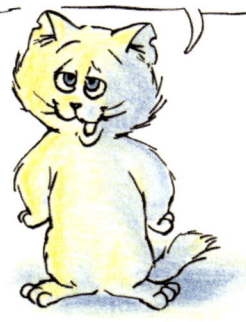

Diese Massage schenkt euch nicht nur ein herrliches Wohlgefühl, sie wird auch euer Nervensystem, die Haut, das neuromuskuläre System, den Kreislauf und eure inneren Organe positiv beeinflussen. Und sie hilft, das energetische Gleichgewicht des Körpers zu erhalten.

Das ist ein gegenseitiges und einzigartiges Geschenk für eure Lieben.

Der Kurs erklärt, wie ihr eine komplette Massage durchführt. Wenn euch die Zeit für eine ganze Massage fehlt, dann massiert nur einen Teil des Körpers - zum Beispiel den Rücken, den Kopf oder die Füße.
Sucht euch einen Partner, legt die Flohhalsbänder ab und macht es euch bequem.

Die Rückenmassage

Derjenige, der die Massage bekommt, macht es sich bequem.
Die Atmung wird weit und tief. Alle Gedanken kommen zur Ruhe. Vergessen sind Fliegen, Vögel und Mäusejagd.

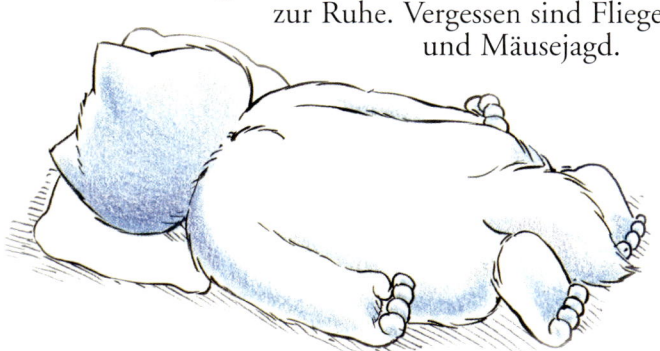

Derjenige, der die Massage ausführt, der Masseur, ist entspannt, aber konzentriert.

Richtet eure wohlwollende und zärtliche Aufmerksamkeit auf euren Partner. Achtet auf seinen Atem.
Legt, wenn er ausatmet, sanft eure Pfoten auf seinen Rücken.

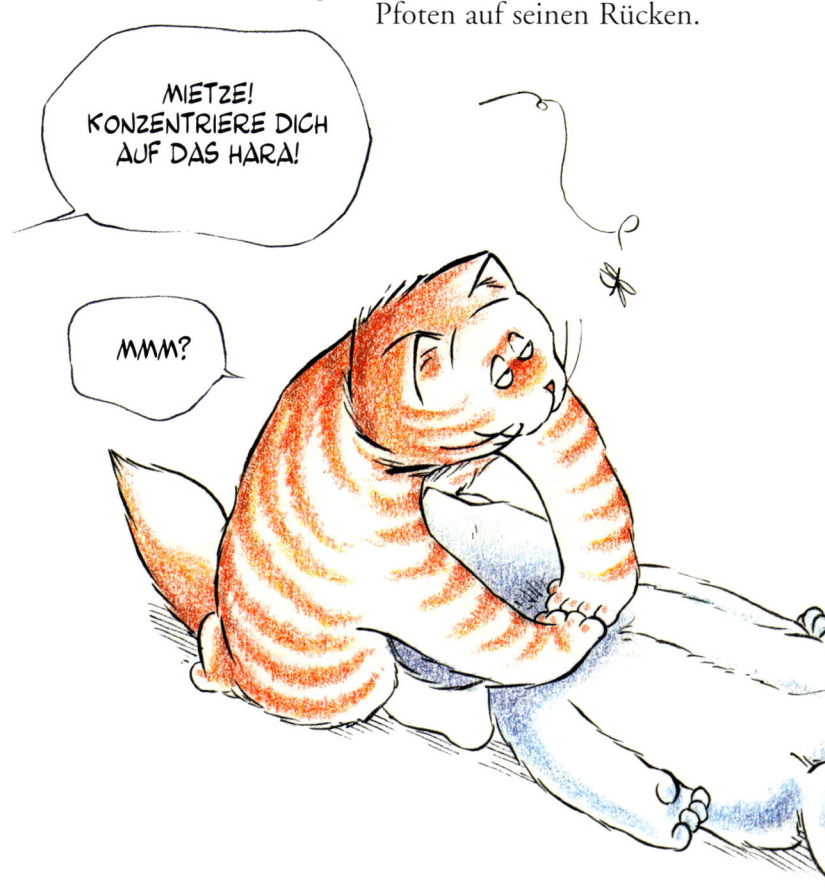

DIE LEICHTEN BERÜHRUNGEN

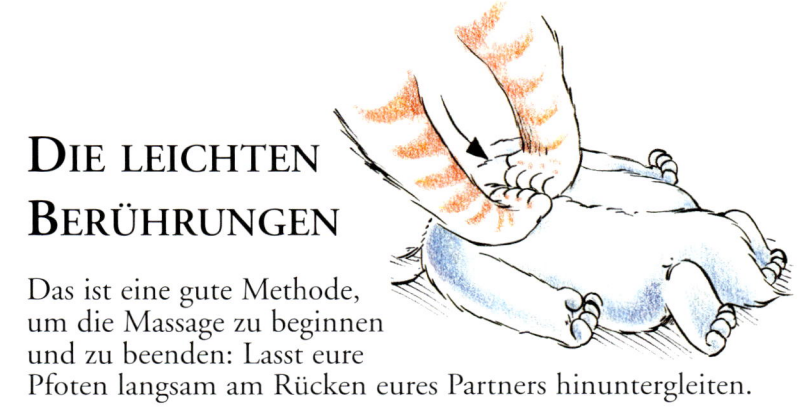

Das ist eine gute Methode, um die Massage zu beginnen und zu beenden: Lasst eure Pfoten langsam am Rücken eures Partners hinuntergleiten.

Denkt daran, die größtmögliche Fläche zu umschließen.

Fahrt an den Seiten des Körpers entlang wieder hinauf.

Versucht, einen Rhythmus zu finden: Folgt dem Atem eures Partners oder dem Tempo einer Musik.

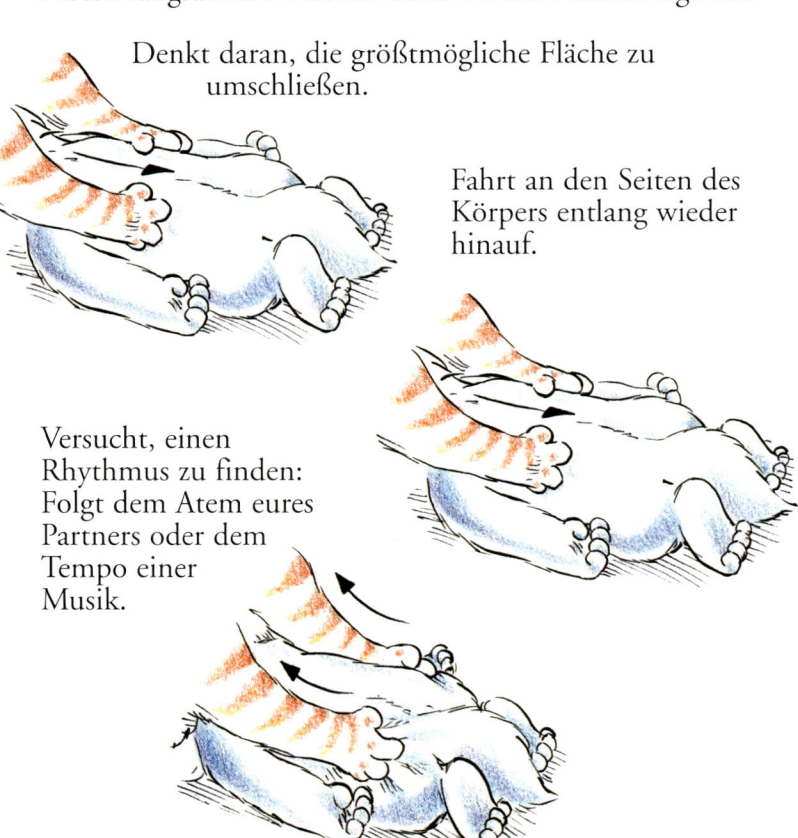

Diese leichte Berührung wärmt und entspannt das Fell.

Geht jetzt zu den Schultern …

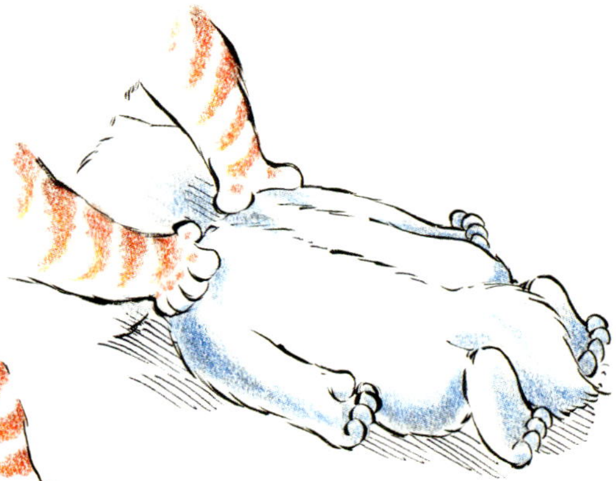

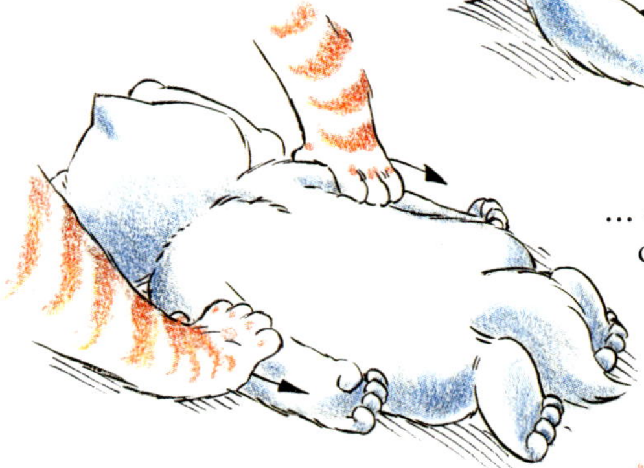

… damit ihr an den Pfoten

entlangstreichen könnt …

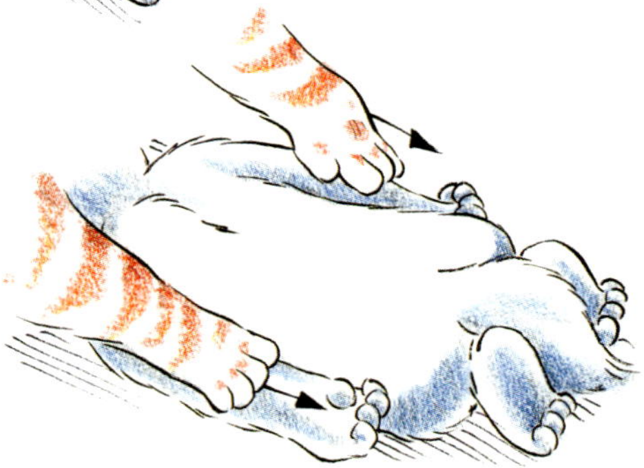

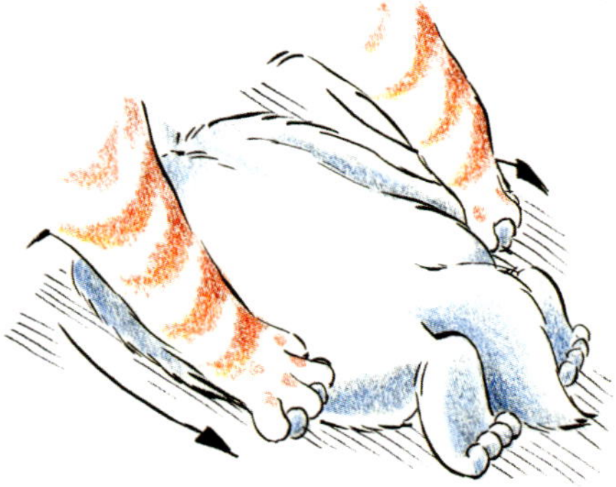

… bis zu den Fingerkuppen.

Ihr könnt das zwei- oder dreimal wiederholen, was euch hilft, euren Partner kennen zu lernen.

DIE GANZMASSAGE DES RÜCKENS

Diese ausholenden und kreisförmigen Bewegungen erlauben euch, die Muskelmasse zu entspannen.

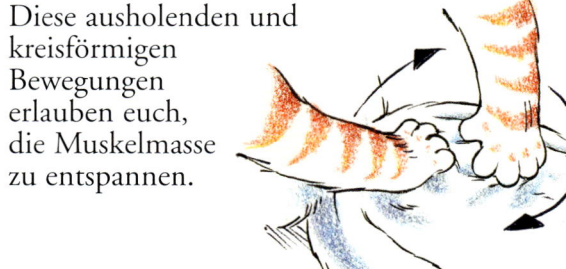

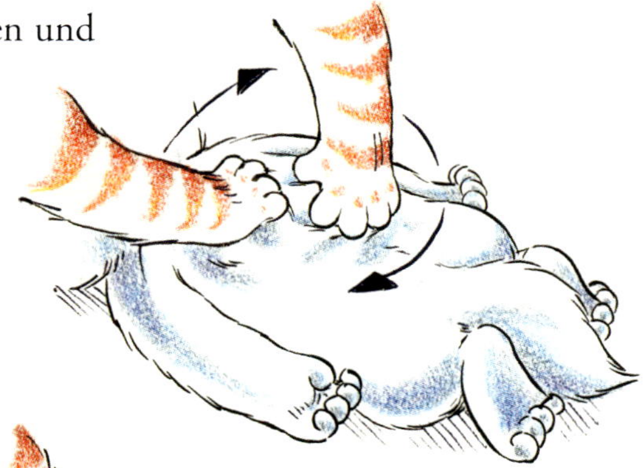

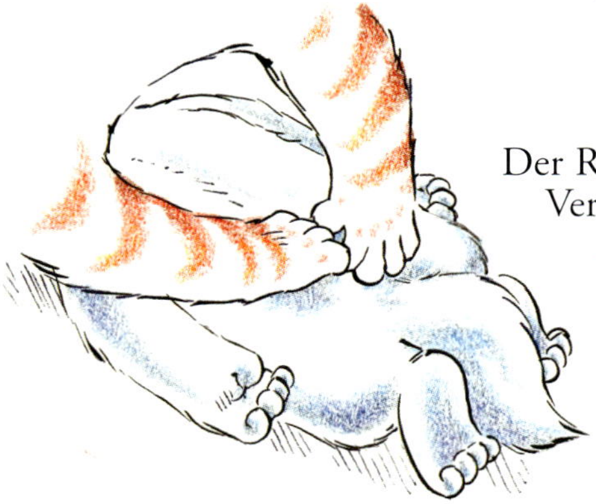

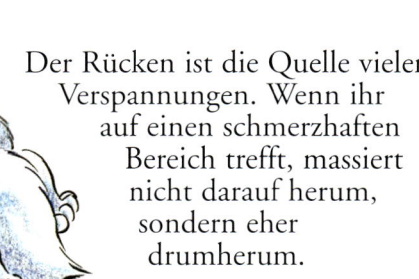

Der Rücken ist die Quelle vieler Verspannungen. Wenn ihr auf einen schmerzhaften Bereich trefft, massiert nicht darauf herum, sondern eher drumherum.

Fahrt dann an den Seiten des Körpers sanft wieder hinauf.

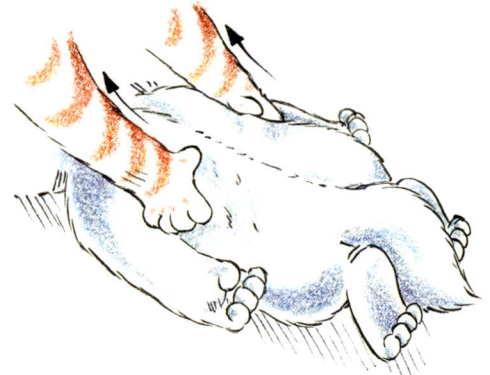

DIE TAILLE

Fahrt an den Körperseiten entlang hinunter.

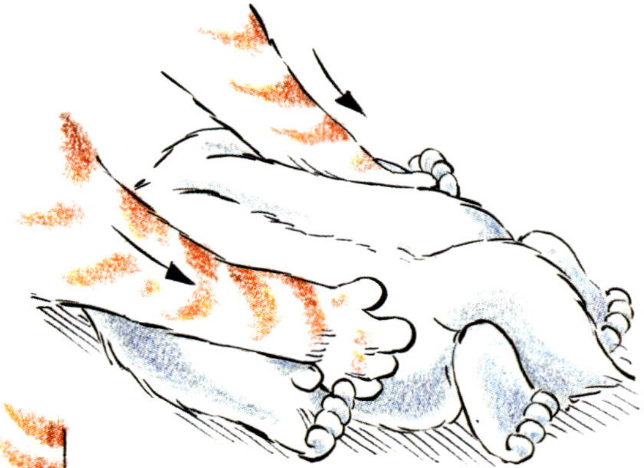

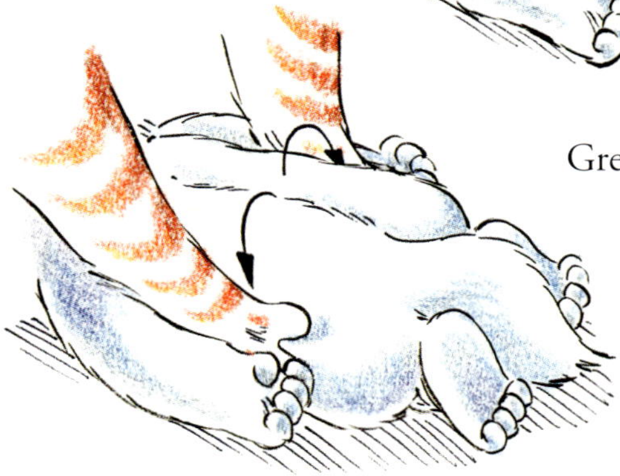

Greift mit euren Pfoten unter euren Partner.

Die Massage der versteckten Körperteile ist besonders angenehm.

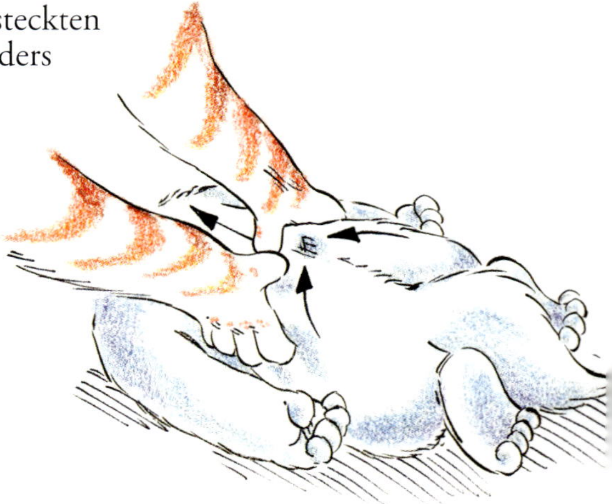

Fahrt dann entlang der Taille mit leichtem Druck wieder am Körper hinauf.

Die Massage der Wirbelsäule

Körperlich, energetisch, gefühlsmäßig und geistig ist die Wirbelsäule unsere Lebensachse. Diese Massage bringt tiefe Entspannung.

Drückt niemals auf das Rückgrat, behandelt vielmehr jede Seite der Wirbel.

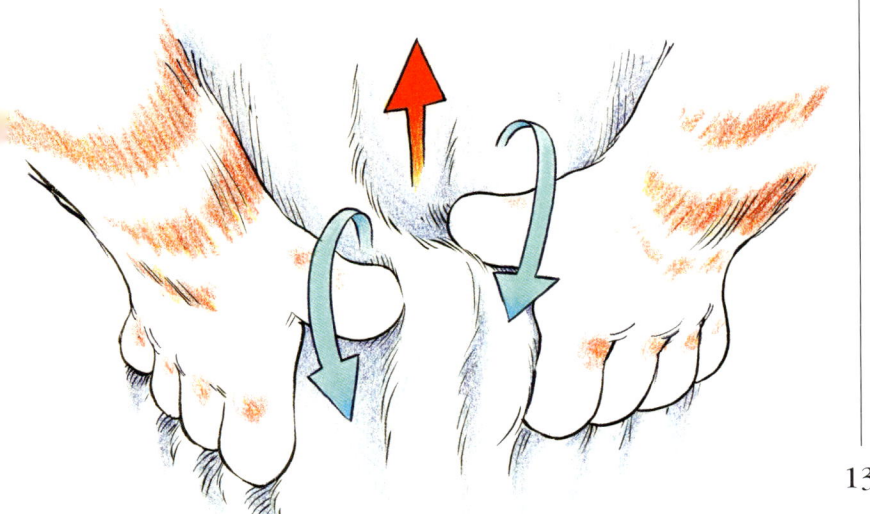

DIE DAUMEN KREISEN LASSEN!
Die Daumen kreisen (auf die Richtung achten) entlang der Wirbelsäule nach oben.

Die Seiten

Der Masseur macht es sich bequem. Derjenige, der die Massage erhält, verlagert bei Bedarf sofort den Kopf, um Verspannungen zu vermeiden.

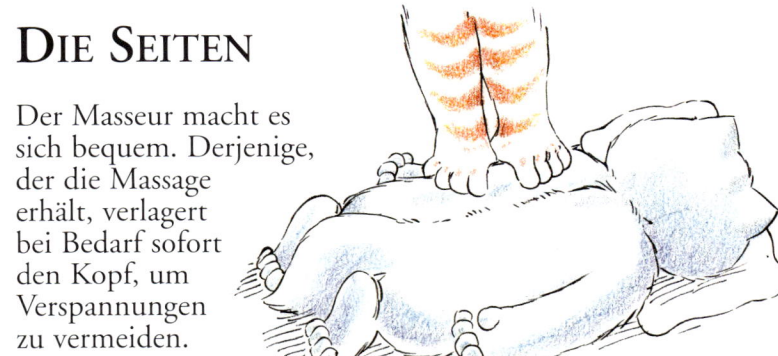

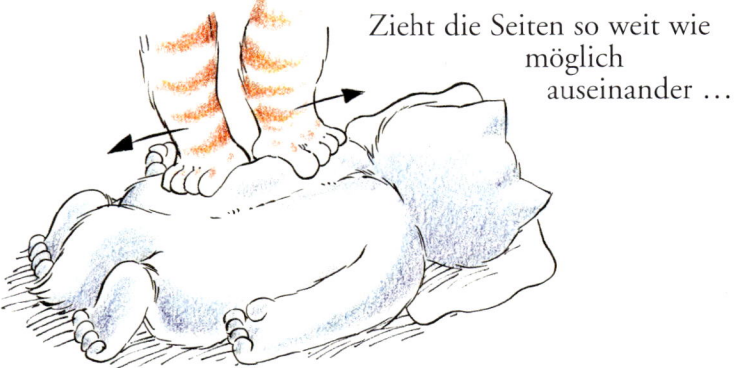

Zieht die Seiten so weit wie möglich auseinander …

… mit ausladenden Handbewegungen.

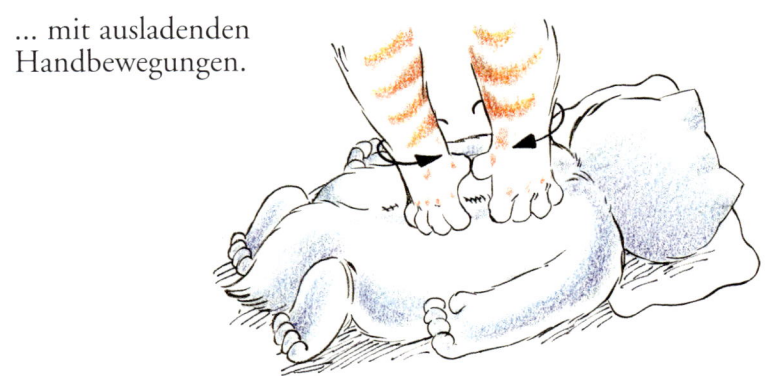

DAS „WEGTAUCHEN"

Das ist ein besonders genussvolles Wegtauchen für wasserscheue Katzen: Legt eure Pfoten nebeneinander, die Pfoteninnenflächen nach oben. Fahrt damit an der Taille entlang ...

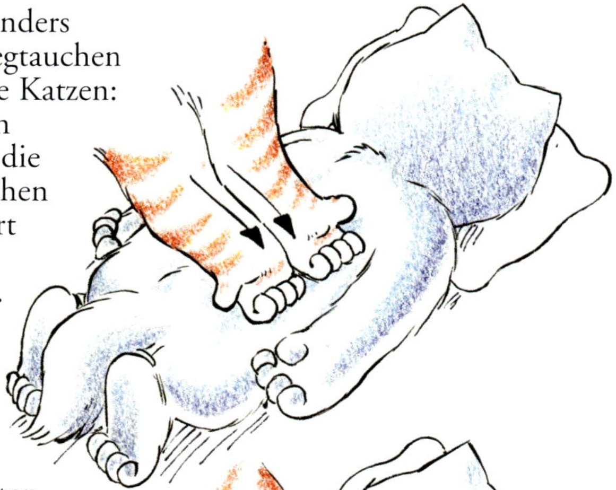

... und eure Pfoten gehen immer weiter auseinander, angefangen an den Ellbogen, und massieren den ganzen Rücken ...

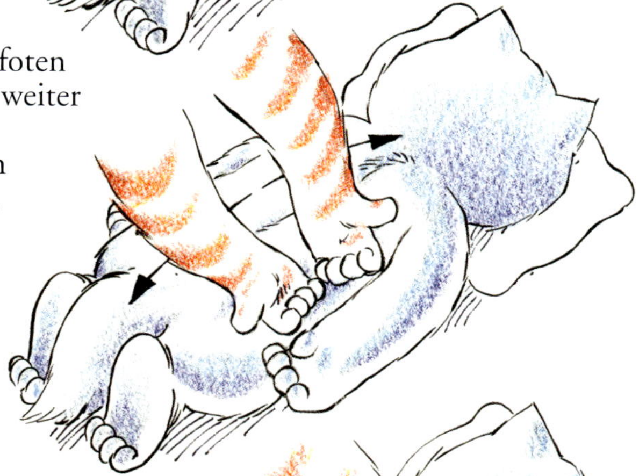

... bis eure Pfoten die Seiten auseinander ziehen. Um zur Ausgangsposition zurückzukehren, vermindert ihr den Druck.

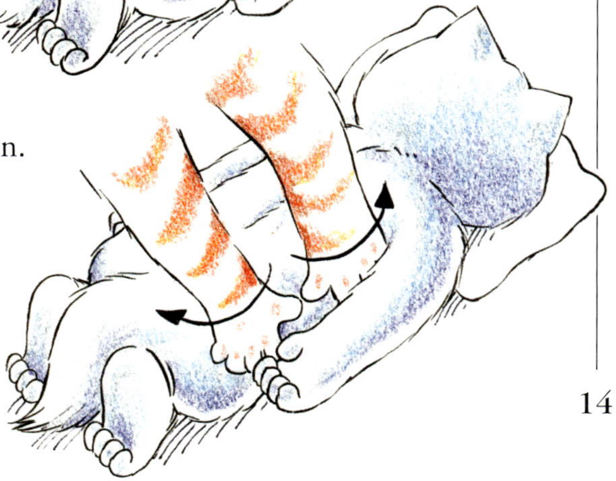

DER NACKEN

Der Hals ist ein Bereich für Verspannungen, wo die Energie in den Vertiefungen festsitzt.

Zieht die Haut leicht auseinander.

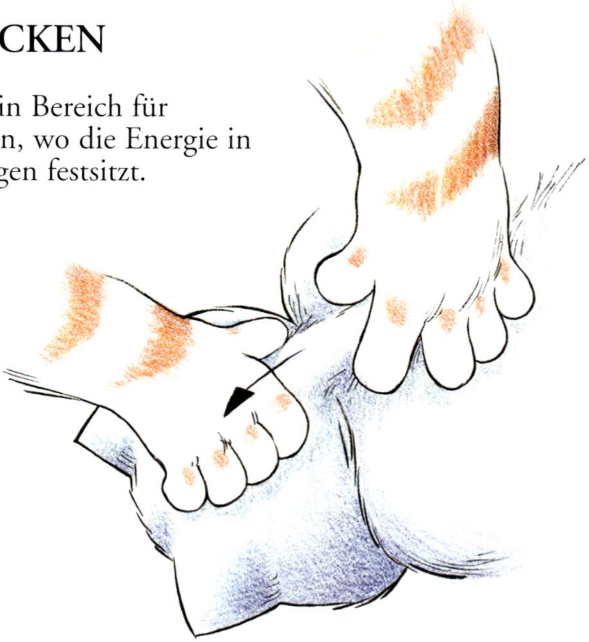

Knetet lange, aber vermeidet es, an den Haaren zu ziehen.

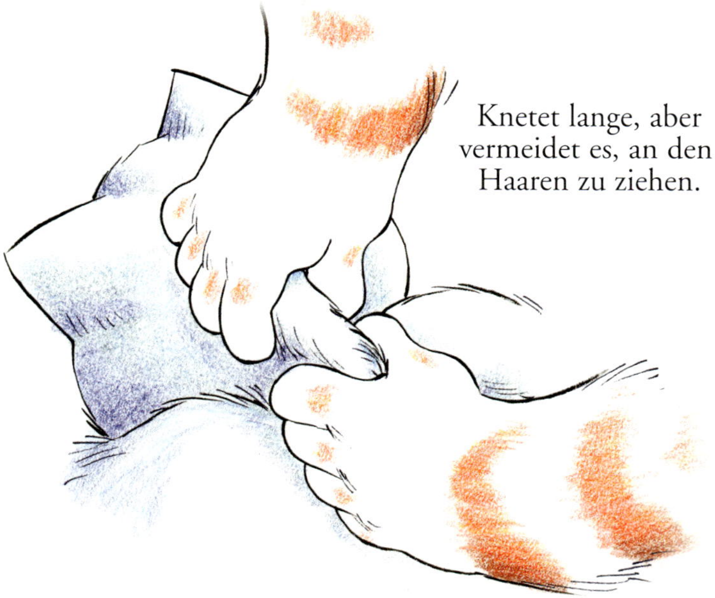

14

DIE SCHULTERN

Zieht die Schulterblätter auseinander, um sie zu lockern. Um Ermüdungserscheinungen während der Massage zu vermeiden, benutzt euer Körpergewicht und nicht eure Muskelkraft.

Massiert die Schultern gut und folgt dabei der Linie der Schulterblätter. Die Schultern sind oft verspannt. Wenn man die tieferen Schichten knetet, lindert man Verspannungen.

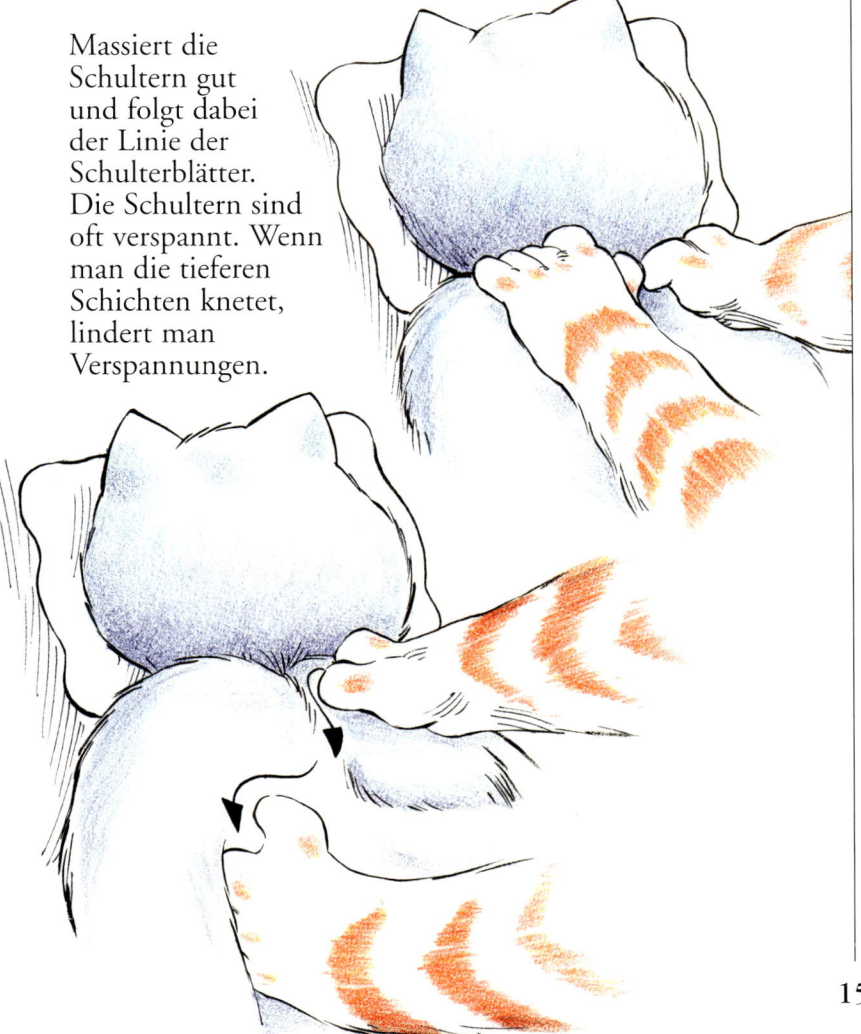

DER SCHMETTERLING

Mit weit abgespreizten Fingern massiert ihr fächerförmig zur Außenseite.

Alle Varianten sind erlaubt, lasst euch von eurer Intuition leiten.

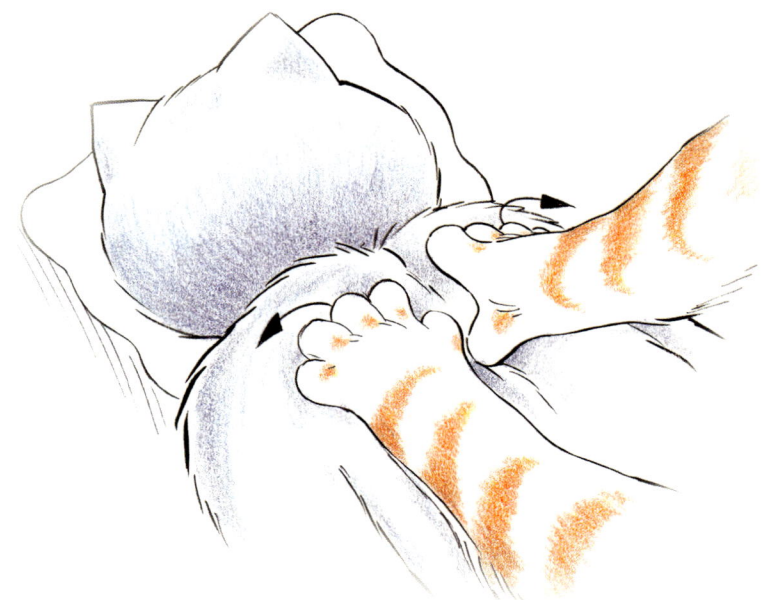

Es ist, als wenn ihr eure Schnurrhaare an den Fingerkuppen hättet.

DIE ÖLE

Öle erleichtern die Massage, Aromaöle verbessern den Effekt. Gönnt euch ein Pflanzenöl aus erster Kaltpressung, dem ihr sparsam naturreine Aromaöle zusetzt (60 Tropfen Aromaöl auf 200 ml Öl). Hier sind die Lieblingsmischungen von Professor Mykherinos:

Ylang-Ylang, Jasmin, Sandelholz: entspannend.

Zitrone, Lavendel, Orangenblüte: anregend, venenstärkend

Zitronengras, Kamille, Lavendel, Majoran: muskelentspannend, entspannend.

Salbei, Bergamotte, Zitrone, Lavendel, Rosmarin: stärkend, den Kreislauf entlastend.

Vor dem Auftragen gebt ein bisschen Massageöl in die Handflächen, um es anzuwärmen.

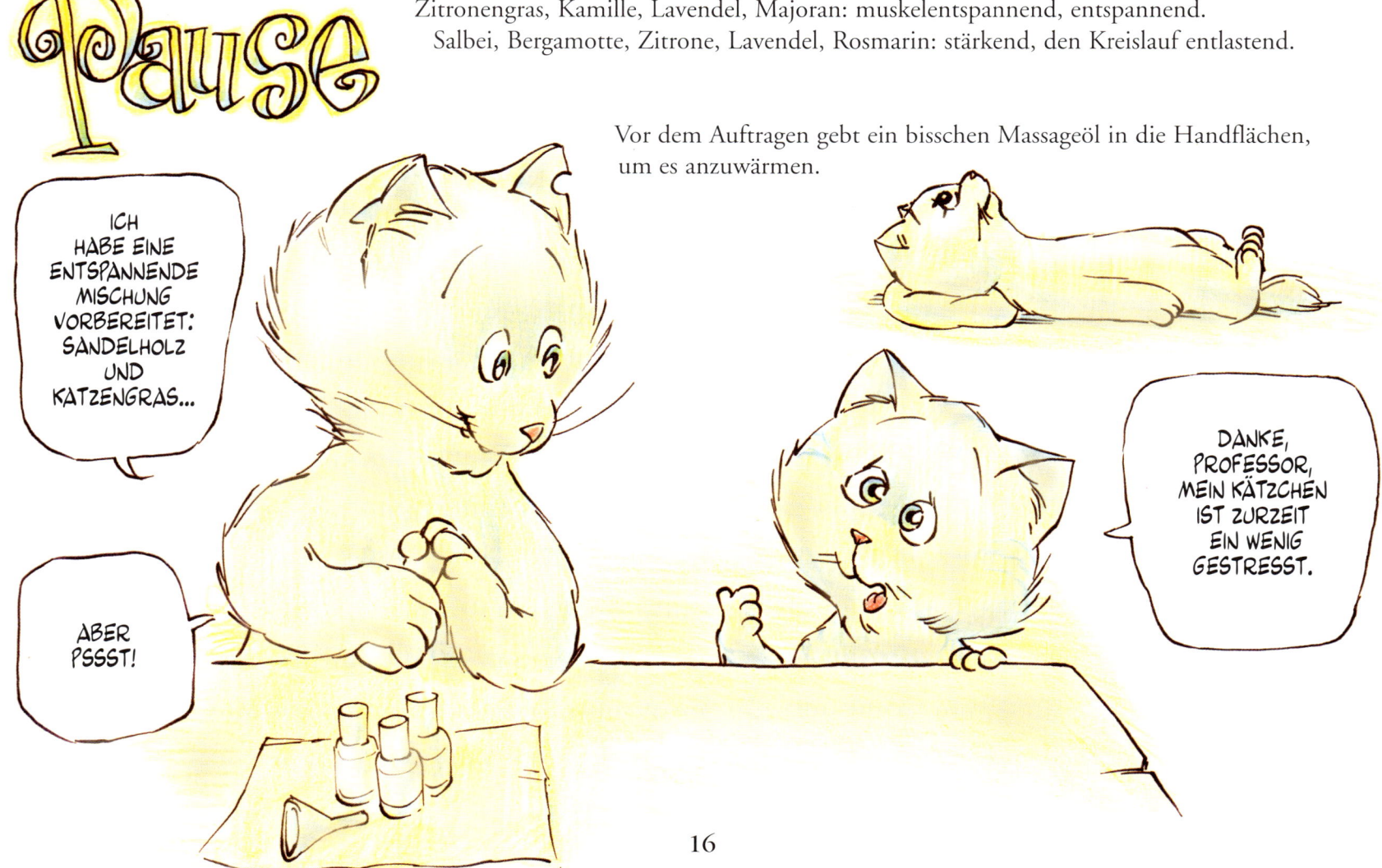

16

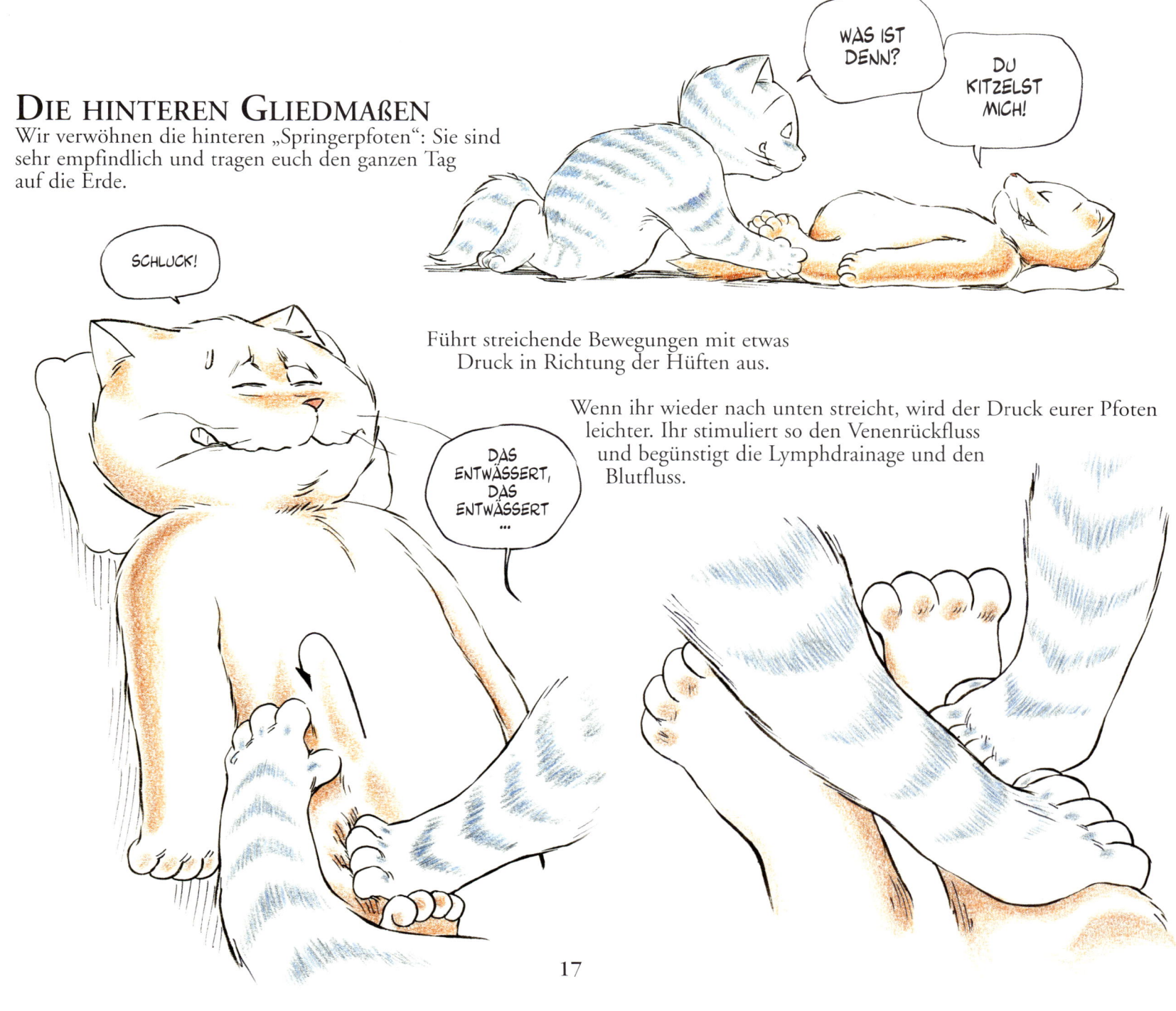

DIE HINTEREN GLIEDMAßEN
Wir verwöhnen die hinteren „Springerpfoten": Sie sind sehr empfindlich und tragen euch den ganzen Tag auf die Erde.

Führt streichende Bewegungen mit etwas Druck in Richtung der Hüften aus.

Wenn ihr wieder nach unten streicht, wird der Druck eurer Pfoten leichter. Ihr stimuliert so den Venenrückfluss und begünstigt die Lymphdrainage und den Blutfluss.

17

DIE KALIFORNISCHE WELLE

Legt eine Pfote auf den Knöchel des Fußes und streicht mit der anderen an der Innenseite des Beines entlang.

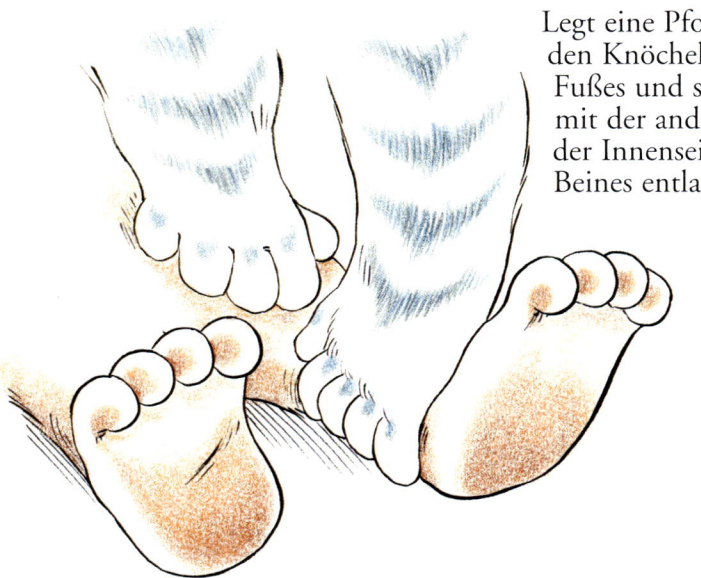

Die Pfoten folgen eine nach der anderen wie eine Welle unendlicher Zärtlichkei.

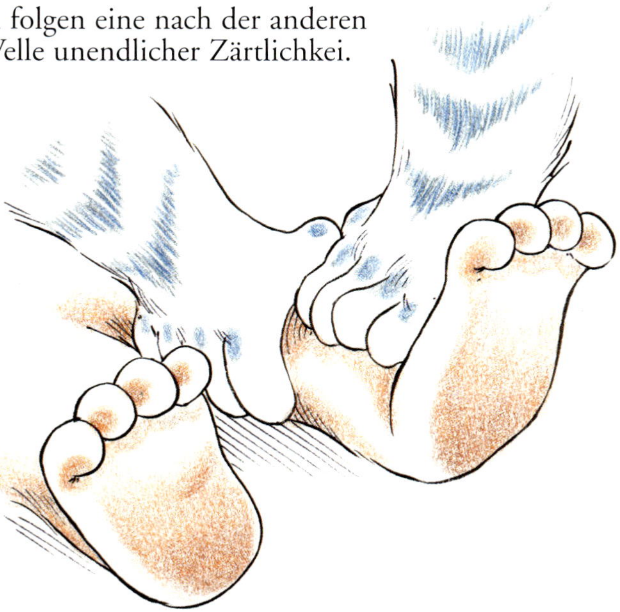

DIE WADE

Die Wade schmerzt oft, weil sich dort Gifte ansammeln. Fahrt mit euren beiden Daumen langsam zum Knie hinauf.

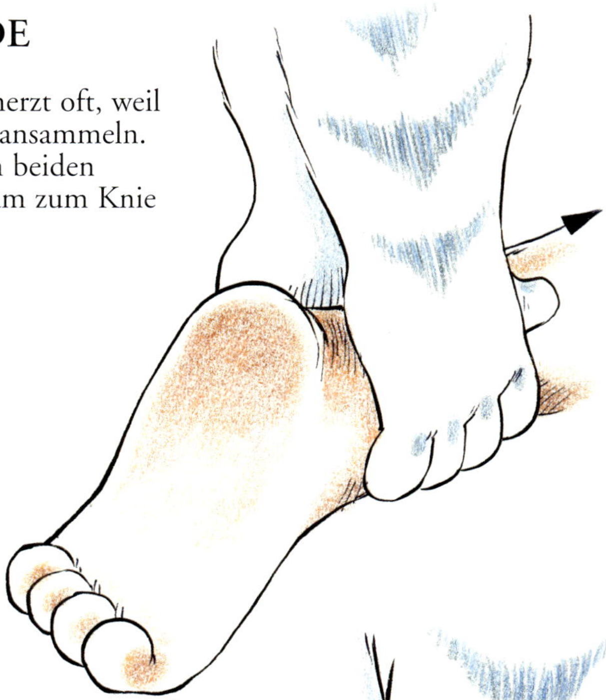

Fahrt sanft mit beiden Pfoten an den Seiten wieder hinunter.

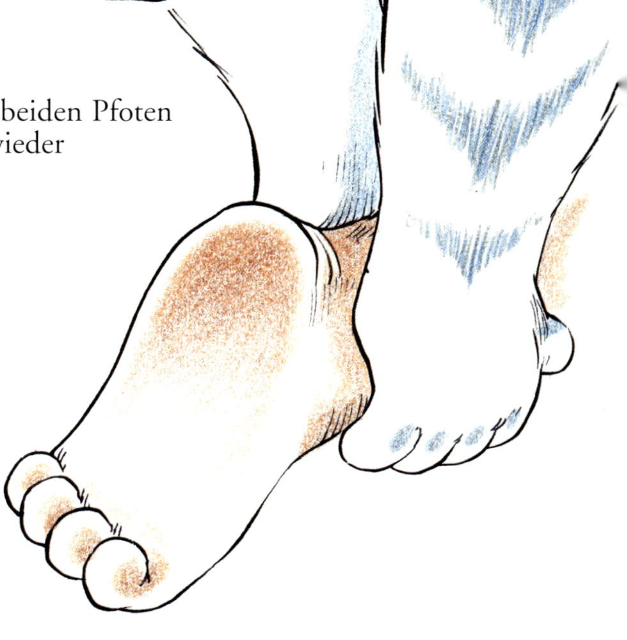

DER FUß

Die Pfote ist der Spiegel des Körpers. Das Prinzip der Reflexologie bei Katzen ähnelt der bei den Menschen - die meisten Reflexzonen sitzen an den Extremitäten des Körpers: am Kopf, an den Händen, an den Füßen. Diese Zonen hängen mit bestimmten Organen zusammen. Die Stellen können empfindlich oder schmerzend sein.

GUTER FUß, GUTES AUGE!

Die Massage erfolgt in kreisförmigen Bewegungen: Im Uhrzeigersinn bündelt sie die Energie und aktiviert die Körperfunktionen (mit Vorsicht zu behandeln). Gegen den Uhrzeigersinn beruhigt sie und verteilt die Energie (keine Kontraindikation).

Auf sehr schmerzhafte Punkte übt man kurzzeitig Druck aus und streicht dann rundherum.

Rechter Fuß   Linker Fuß

Leber

Stirnhöhlen

Augen

Ohren

Lungen

Solarplexus

Magen

Nieren

Dickdarm

Dünndarm

Harnblase

Wirbelsäule

Ischiasnerv

Herz

Beginnt mit dem rechten Fuß. Massiert die Fußsohle mit beiden Daumen, von der Ferse bis zu den Zehen.

DIE ZEHEN

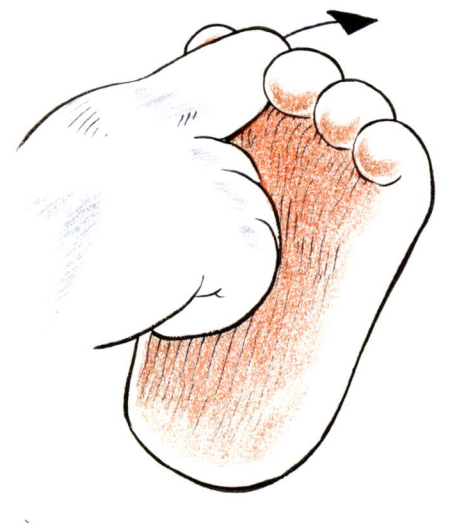

Die Unterseite der Zehen steht in enger Beziehung mit der Wirbelsäule. Außerdem enden viele Meridiane (Energiekreise) an den Zehenkuppen - die solltet ihr wirklich verwöhnen!

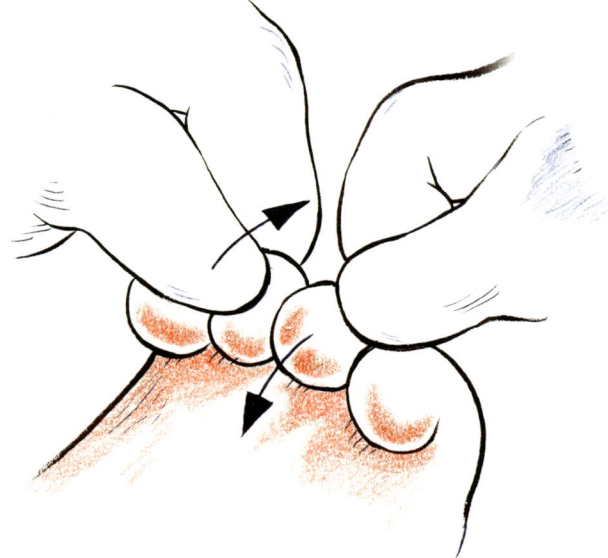

Reibt den Zwischenraum zwischen den Zehen, dann lasst die Zehen in alle Richtungen tanzen.

DRÜCK MIR DIE PFOTE

Steckt eure Finger zwischen die Zehen und bewegt die Pfote von vorne nach hinten, dann mit kreisförmigen Bewegungen.

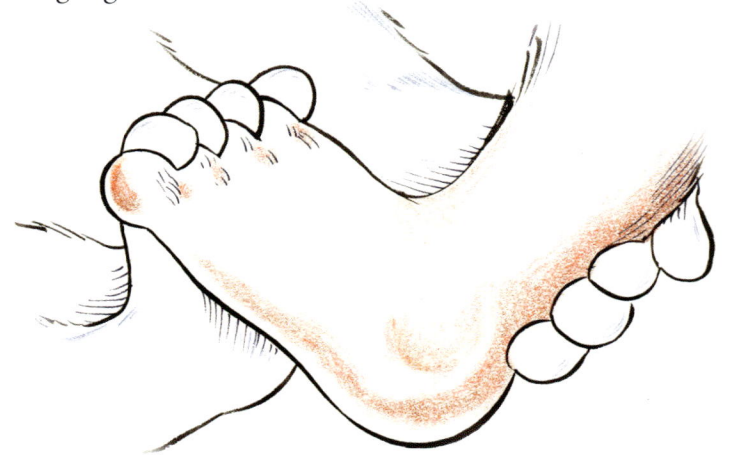

Rollt die Zehen gegeneinander, das ist sehr lustig und belebend.

DIE REFLEXZONE DER WIRBELSÄULE

Streicht von der Innenkante des Fußes, vom großen Zeh
(Reflexzone für den Nacken) bis zur Ferse
(Reflexzone des Steißbeins).

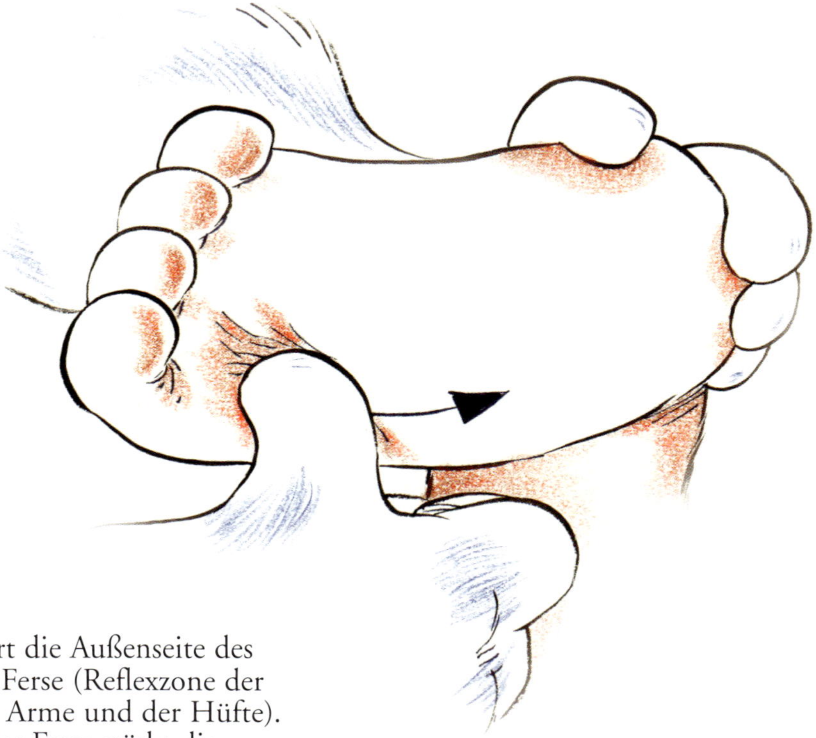

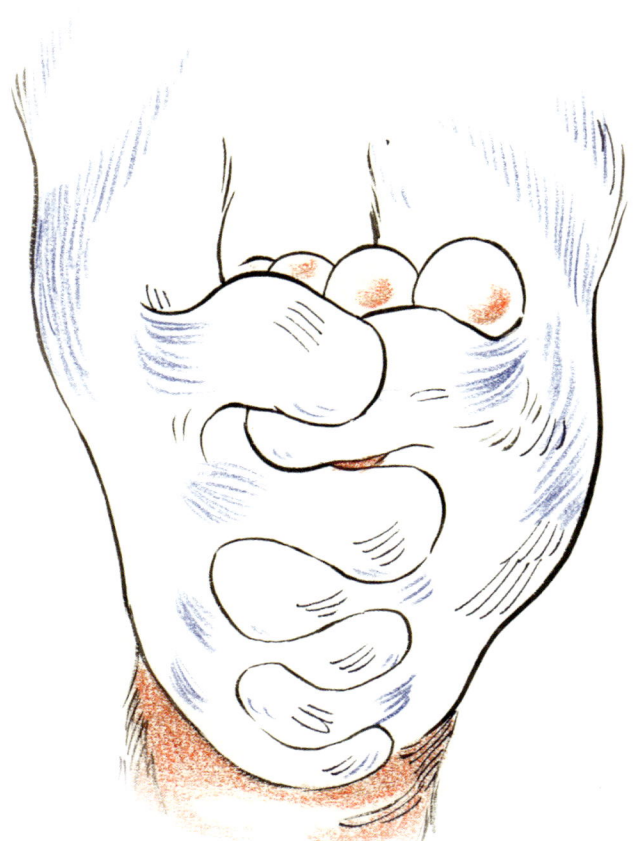

Dann massiert die Außenseite des
Fußes bis zur Ferse (Reflexzone der
Schultern, der Arme und der Hüfte).
Die Reibung der Ferse stärkt die
Knochen.

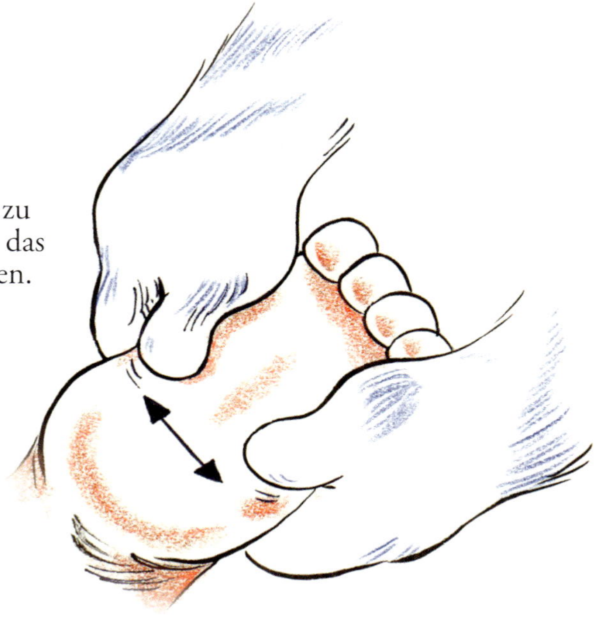

Um die Entspannung zu
vervollkommnen, zieht das
Fußgewölbe nach außen.

21

DER FUSSRÜCKEN

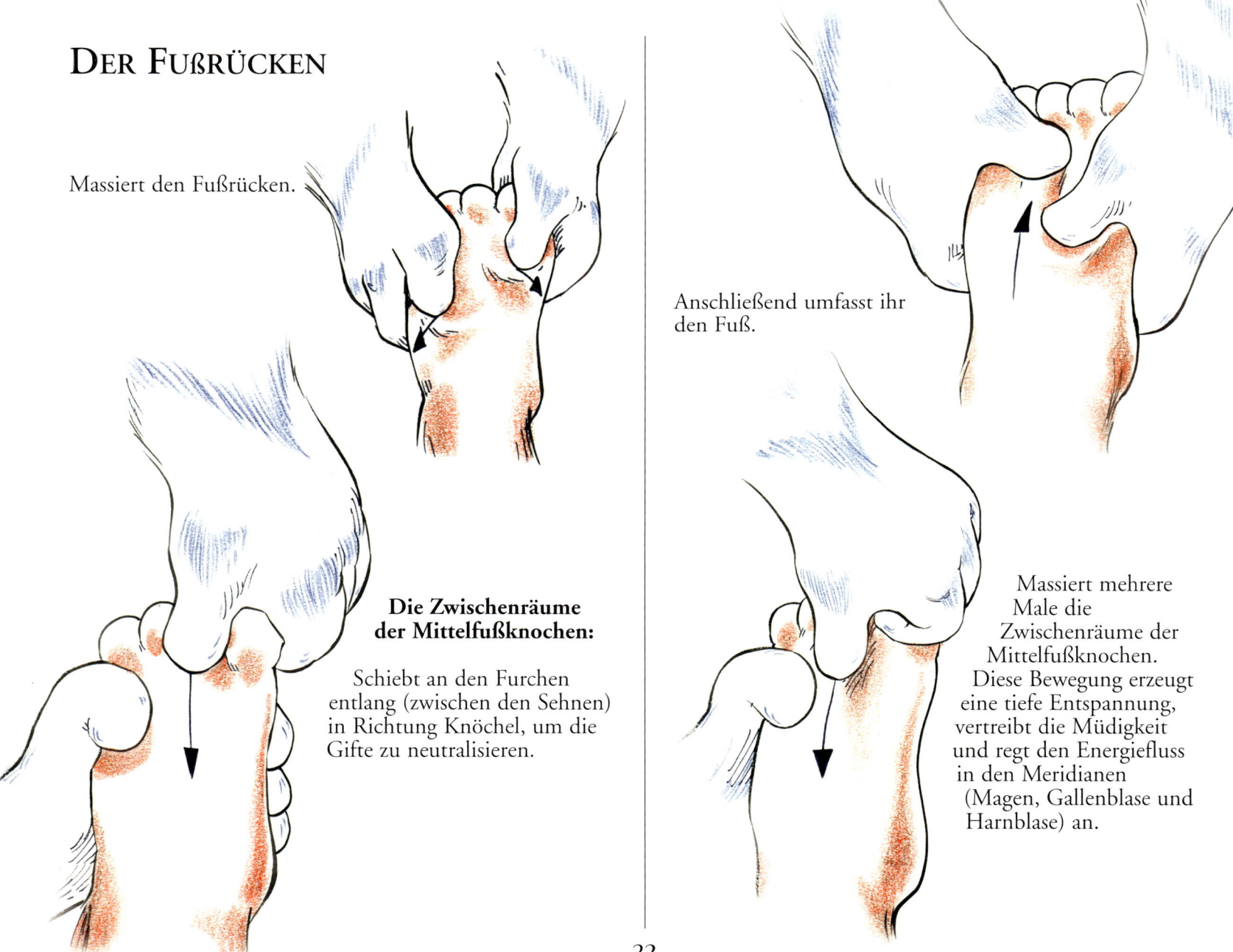

Massiert den Fußrücken.

Die Zwischenräume der Mittelfußknochen:

Schiebt an den Furchen entlang (zwischen den Sehnen) in Richtung Knöchel, um die Gifte zu neutralisieren.

Anschließend umfasst ihr den Fuß.

Massiert mehrere Male die Zwischenräume der Mittelfußknochen. Diese Bewegung erzeugt eine tiefe Entspannung, vertreibt die Müdigkeit und regt den Energiefluss in den Meridianen (Magen, Gallenblase und Harnblase) an.

22

DER KNÖCHEL

Reibt leicht die Vertiefung am Knöchel, um die Energie zu zerstreuen.

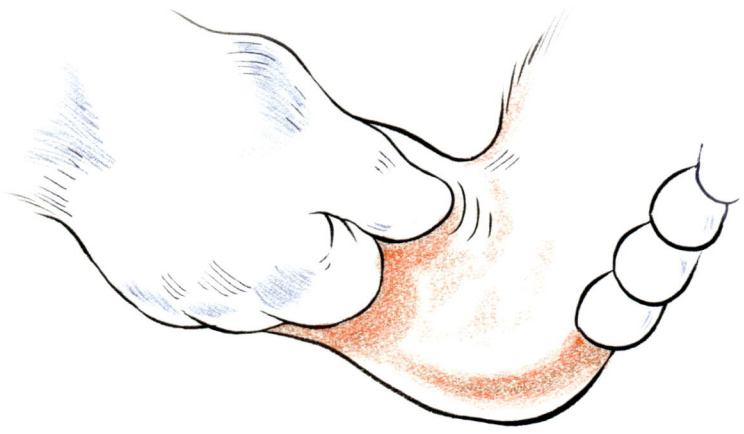

Massiert auf jeder Seite.

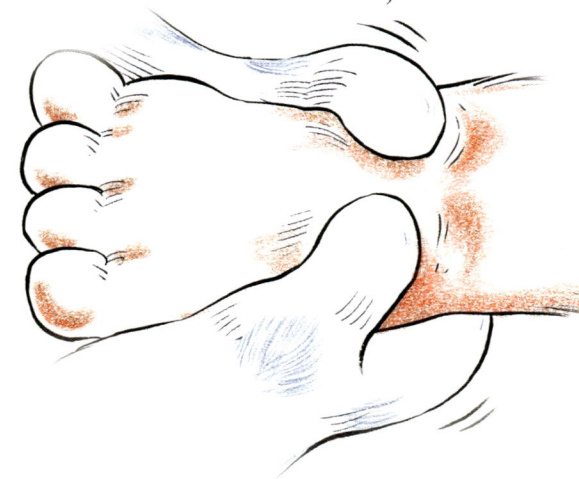

Entspannt die Achillessehne. Zum Abschluss bewegt den Knöchel kreisförmig.

Entlasst euren Partner mit der Leichtigkeit einer Vogelfeder.

HIER IST EINER, DER MIT SEINER PFOTE GLÜCK HATTE.

DIE BADEHANDTUCH-PAUSE
(EIN SUBLIMES FINAL)

Nehmt eine angewärmte Decke, die ihr auf die Pfoten eures Partners legt ...

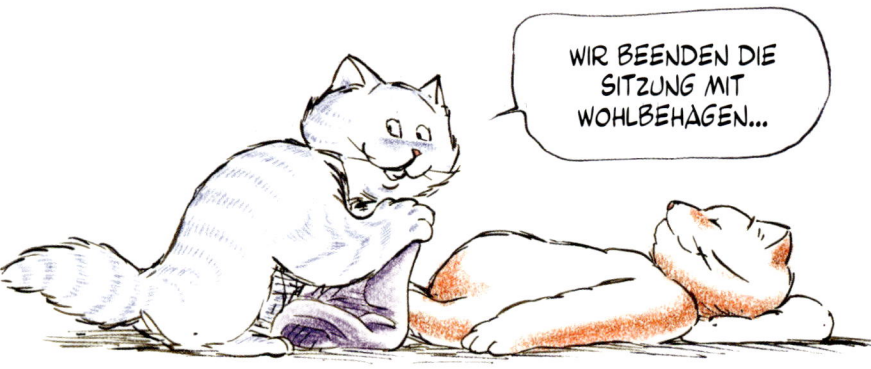

... schiebt sie sehr langsam nach oben bis zum Hals ...

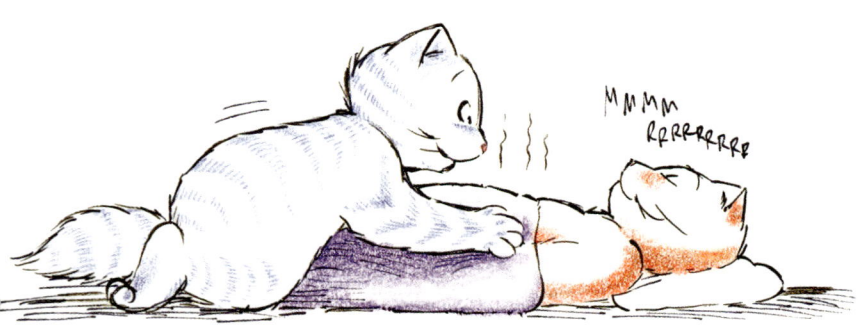

... rückt die Decke zurecht, drückt sie fest, knetet sie ...

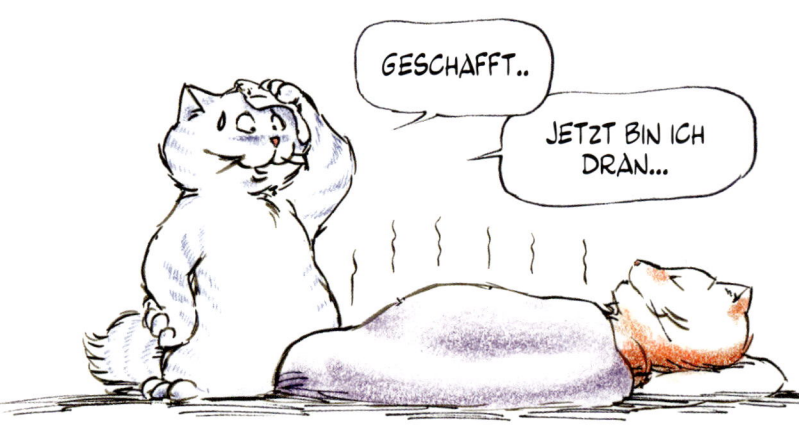

... und lasst für einige Minuten die Wärme wirken.

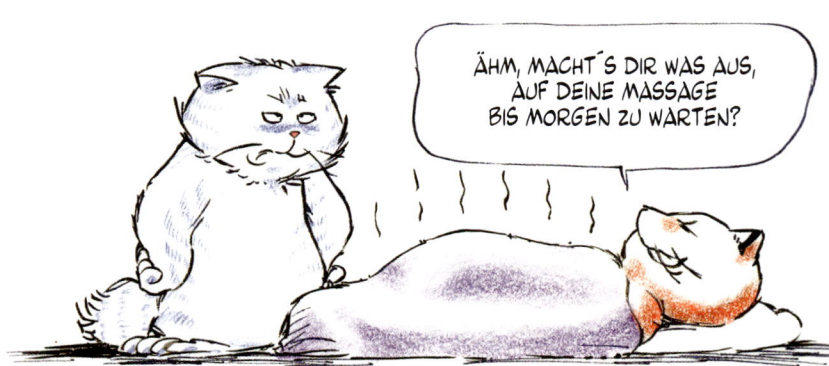

DIE VORDERSEITE DES KÖRPERS

Nehmt Kontakt zu einander auf während des Ausatmens.

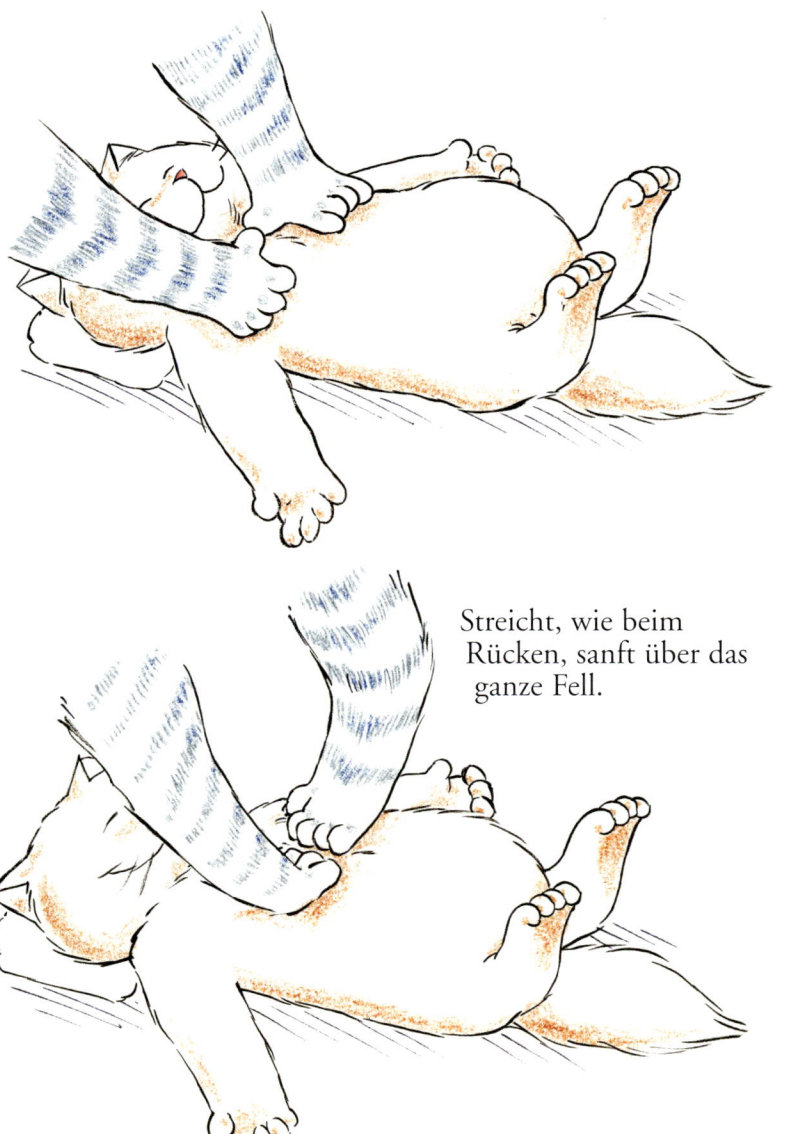

Eure Bewegungen sind flüssig, ausholend, euer Geist ruhig. Schließt die Augen, um euren Tastsinn zu verfeinern.

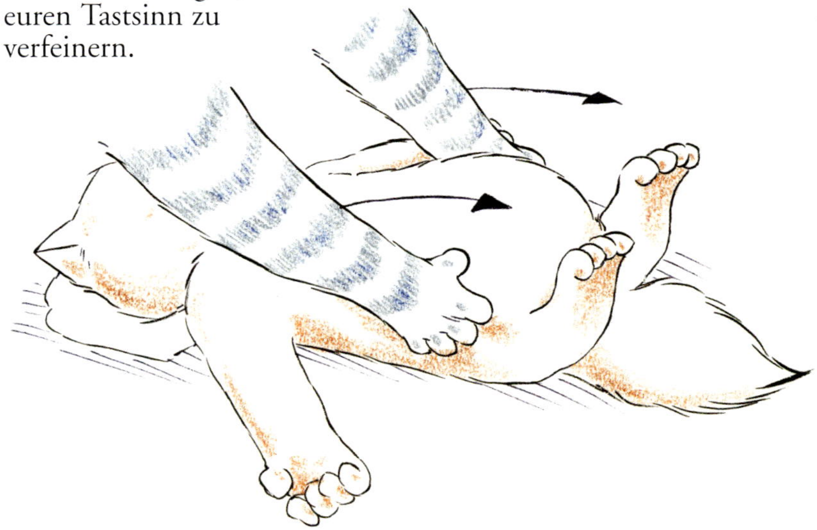

Streicht, wie beim Rücken, sanft über das ganze Fell.

Massiert bis zu den Fingerspitzen.

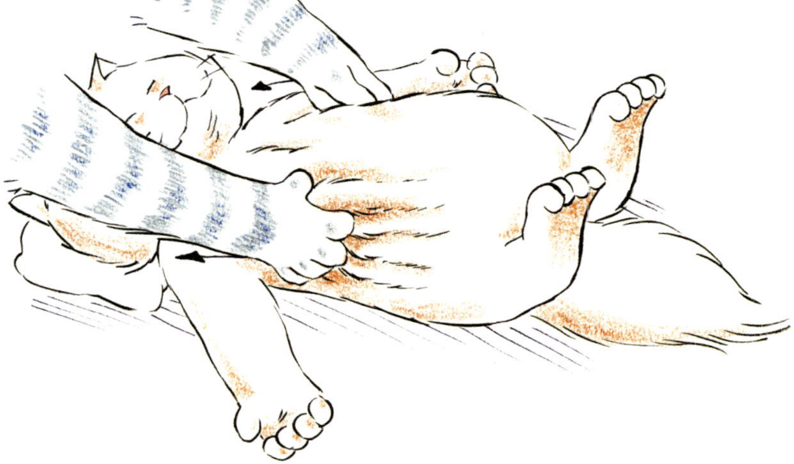

SAMTPFOTEN

Drückt abwechselnd die Schultern nach unten.

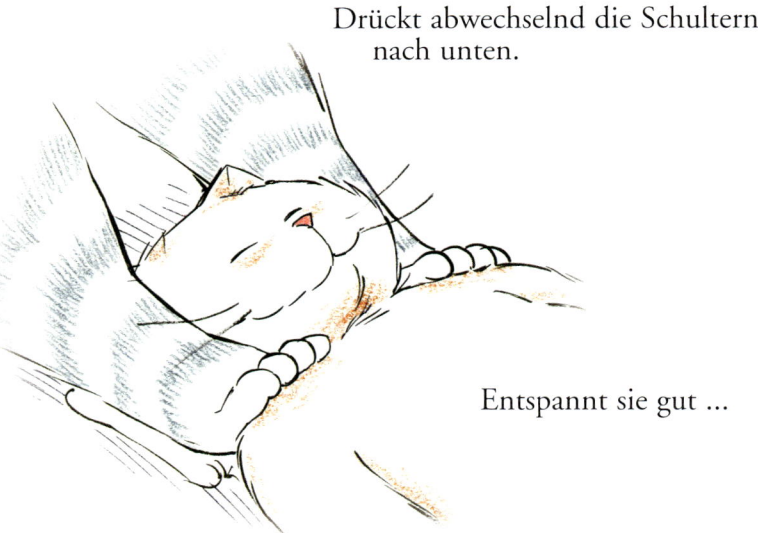

Entspannt sie gut ...

Legt die eine Pfote auf und die andere unter die Schulter und drückt sie mit leichtem Druck in Richtung Boden.

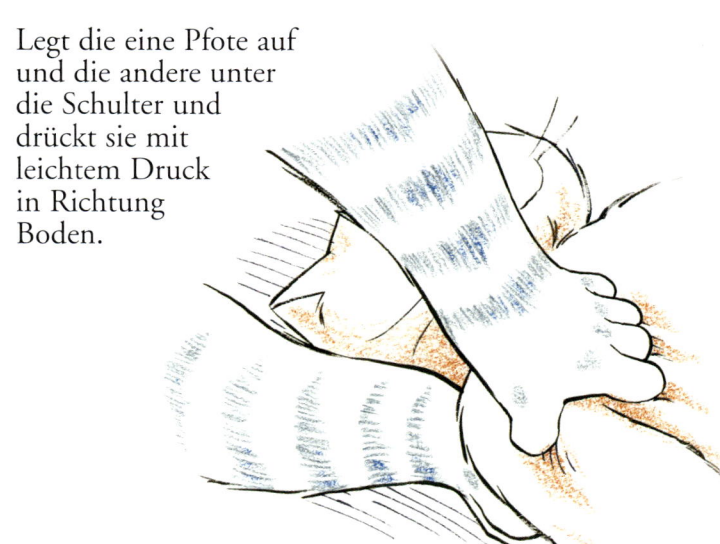

DER SCHAUKELSTUHL

Die Verbindung zwischen den beiden Gefühlszentren - Brust und Bauch - beruhigt ungemein.

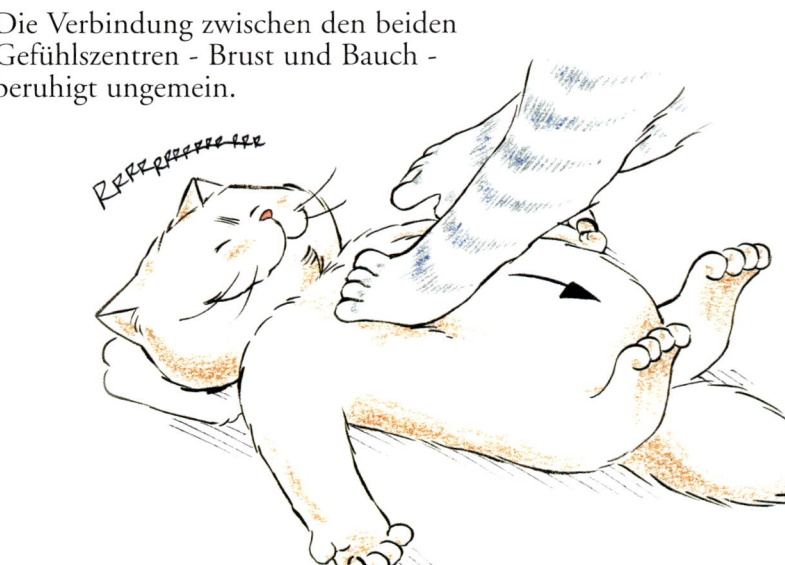

Eure Pfoten streichen eine nach der anderen von oben nach unten.

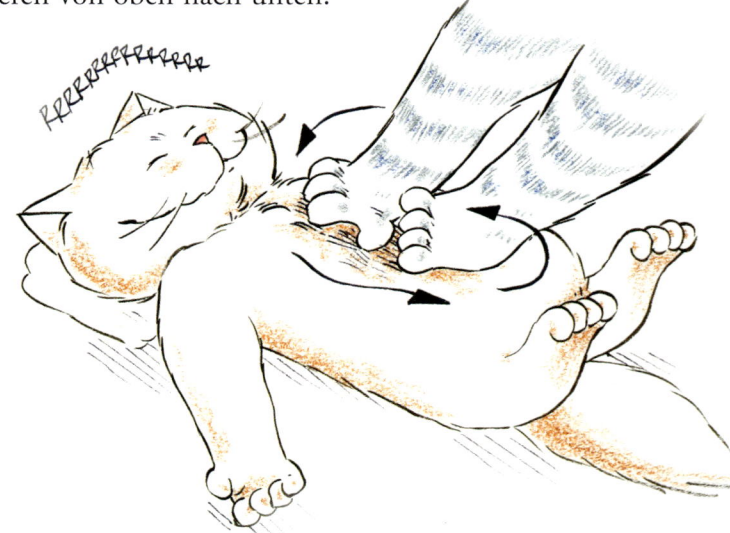

DER BAUCH

Die kreisförmigen Bewegungen im Uhrzeigersinn regen die Darmaktivität an - ihr braucht euch dann nicht mehr mit Katzengras vollzufressen.

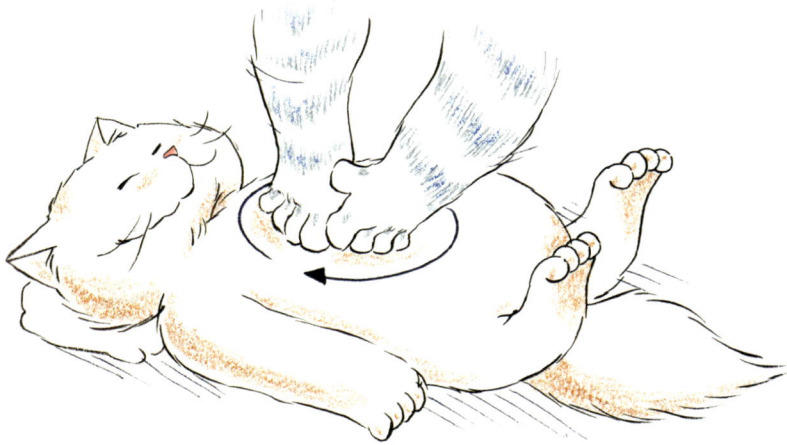

Massiert die Taille und streicht mit den Pfoten an den Hüften entlang. Dann geht es wieder nach oben.

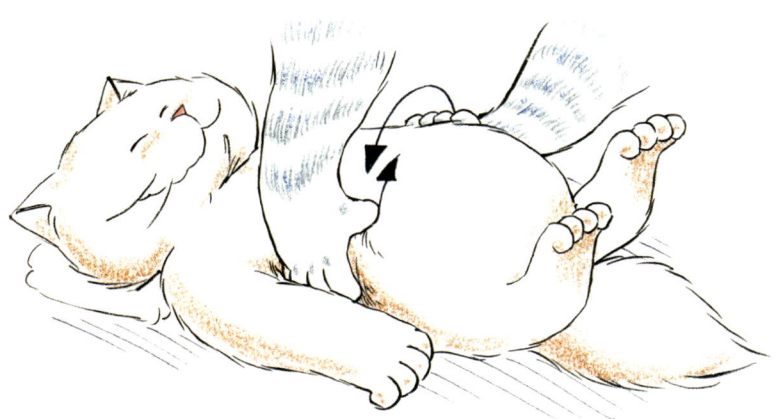

DIE RAUPE

Die Pfoten liegen aufeinander. Die Finger senken sich in den Bauch und erzeugen eine wellenförmige Kriechbewegung.

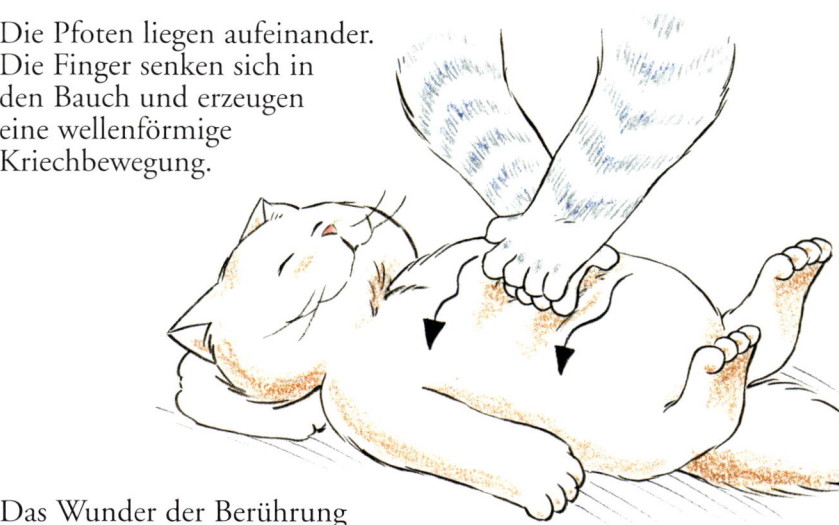

Das Wunder der Berührung wirkt auch auf die feinsten Ebenen. Ein Masseur sollte deshalb in krankem, niedergeschlagenem oder genervtem Zustand keine Massage geben.

Eine sanfte Rundbewegung am Ende der Sitzung gibt dem Massierten ein Gefühl der Einheit.

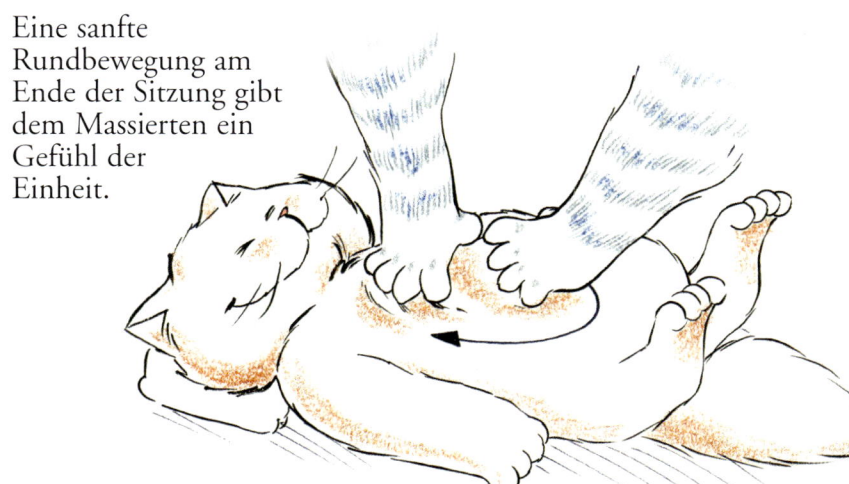

DAS BÄUCHLEIN

Der Bauch, diese verletzliche und empfindliche Zone, solltet ihr sehr sanft behandeln. Unter dem Bauchnabel befindet sich das Hara - das Gleichgewichtszentrum und ein körperlicher und seelischer Energiepunkt.
Durch das Verweilen auf dem Hara setzt der Massierende seine Energie sparsam ein und vermeidet damit Erschöpfungszustände.

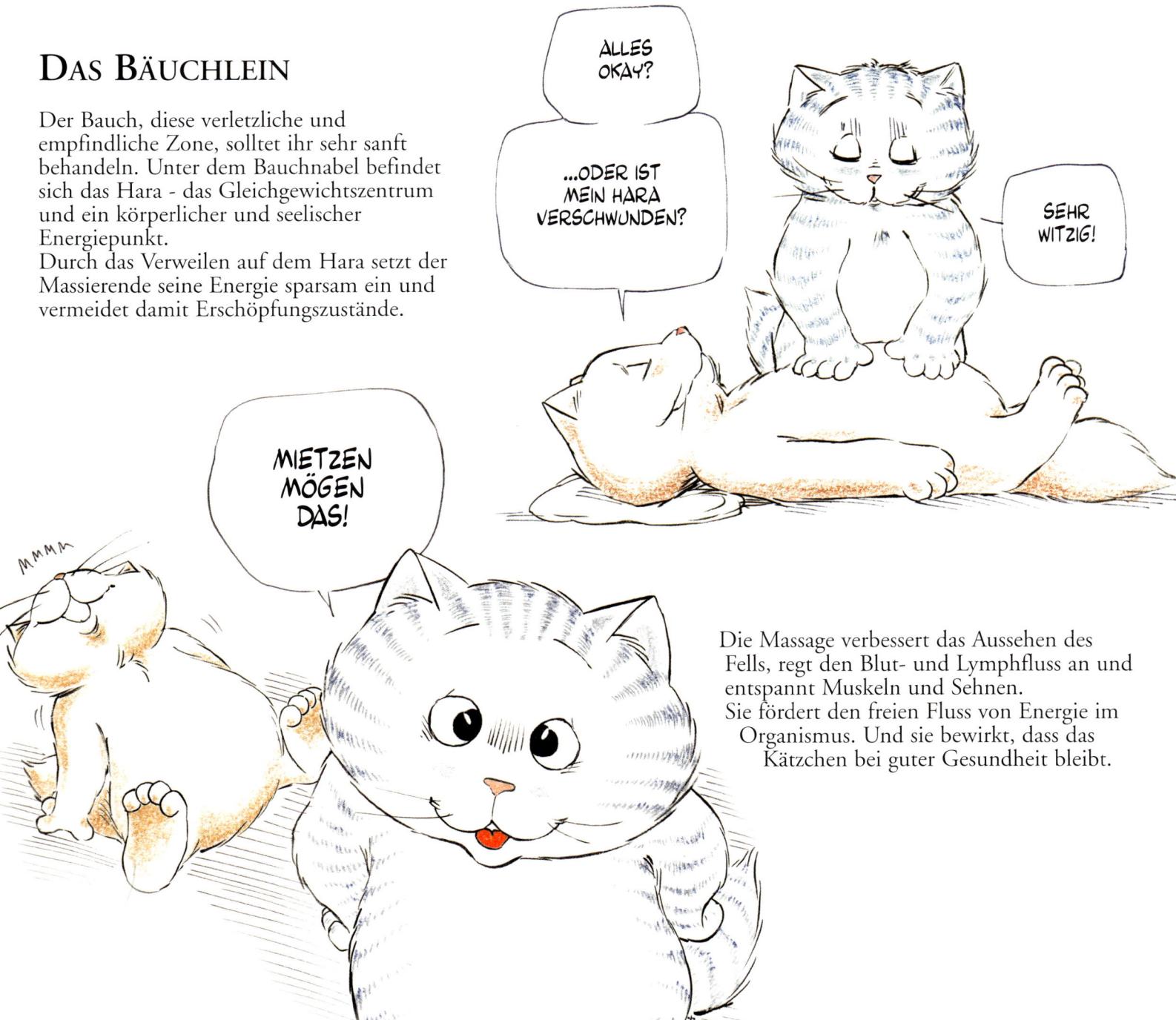

Die Massage verbessert das Aussehen des Fells, regt den Blut- und Lymphfluss an und entspannt Muskeln und Sehnen.
Sie fördert den freien Fluss von Energie im Organismus. Und sie bewirkt, dass das Kätzchen bei guter Gesundheit bleibt.

DIE VORDEREN GLIEDMAßEN

Unsere Vorderpfoten sind in der Lage, unsere Gefühle auszudrücken. Sie sind mit sechs Energiekreisläufen ausgestattet. Streicht sanft mit euren Händen auf der Vorderseite des Körpers nach unten und massiert die Seiten zurück bis zu den Schultern.

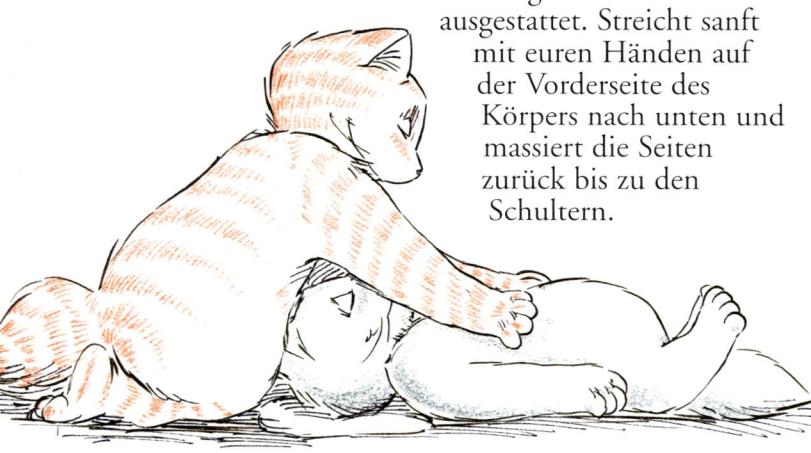

Massiert gleichzeitig die beiden Seiten unterhalb der Arme.

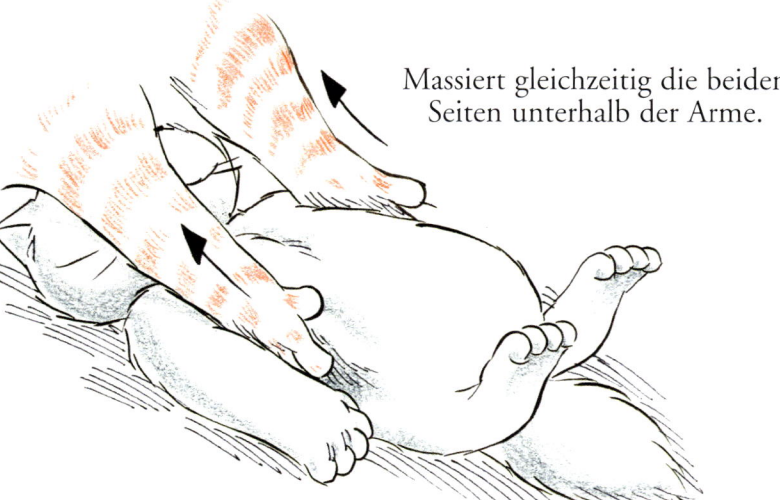

DIE MASSAGE DES GANZEN ARMS

Umfasst die Schulter und streicht den Arm hinunter.

Scheut euch nicht, die Arme kräftig zu massieren, weil hier viele Verspannungen festsitzen.

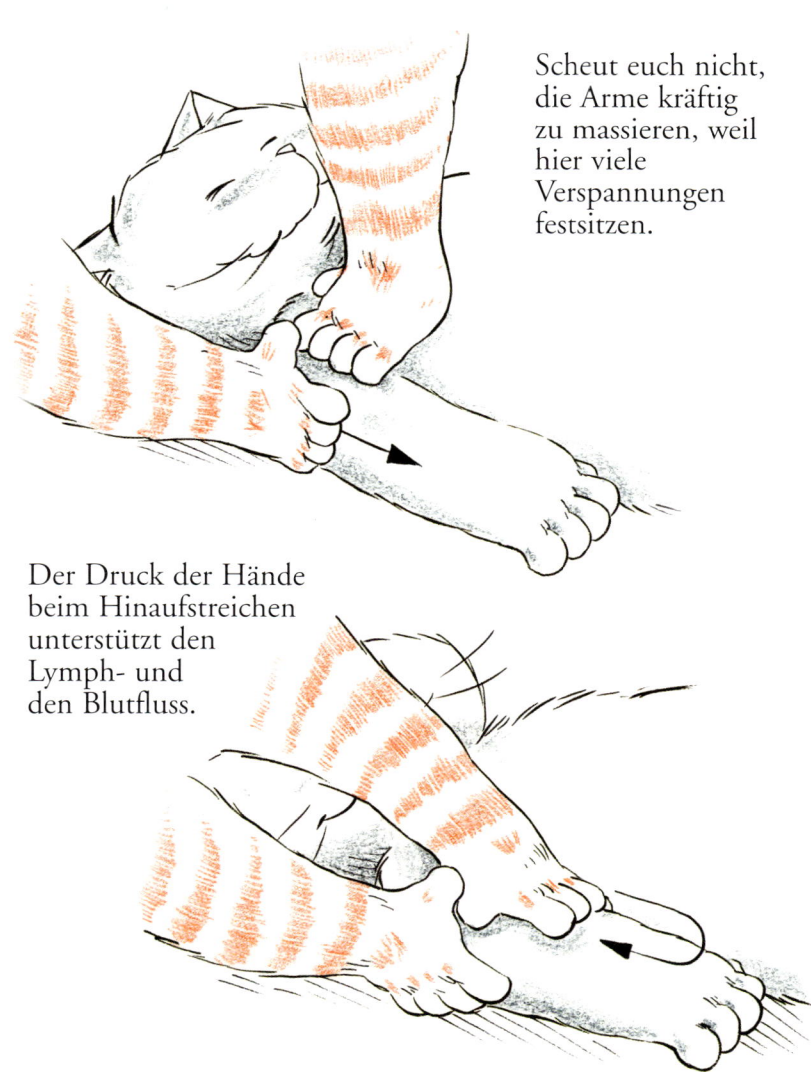

Der Druck der Hände beim Hinaufstreichen unterstützt den Lymph- und den Blutfluss.

DIE MASSAGE DER VORDERPFOTE

LYMPHE IM ARM AUSLEITEN.
Umfasst den Arm mit einer Pfote und fahrt damit bis zum Ellenbogen hinauf.
Macht anschließend das Gleiche mit der anderen Pfote.

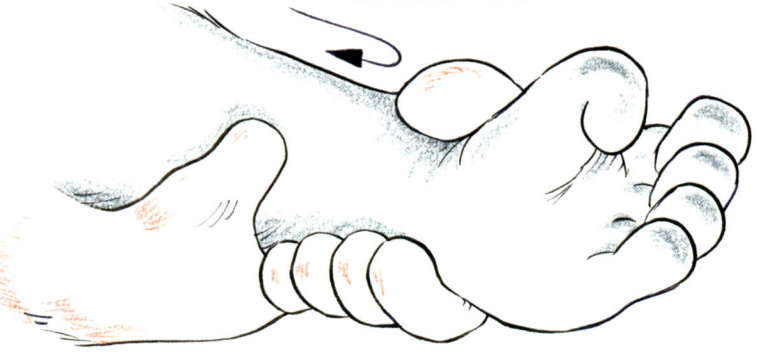

Die Bewegung des Handgelenks entlastet die Arterien.

Beugen ...

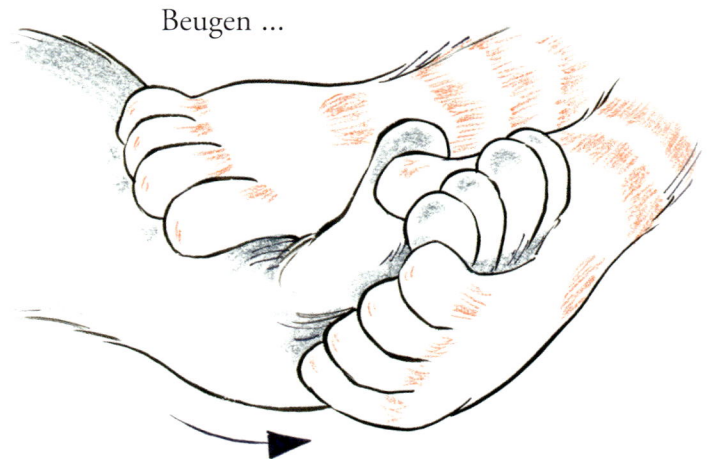

... dehnen ...

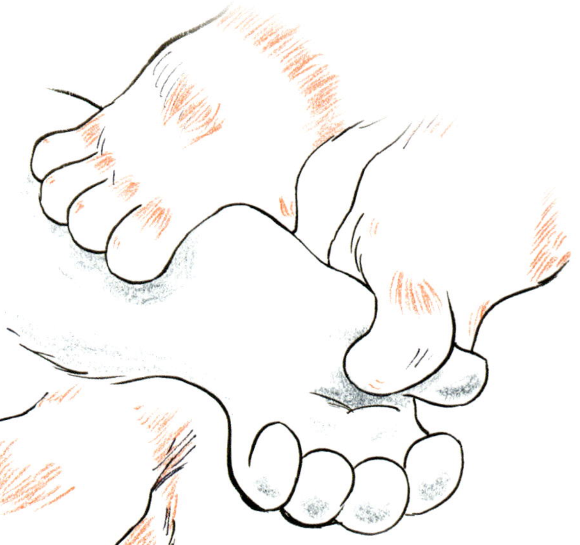

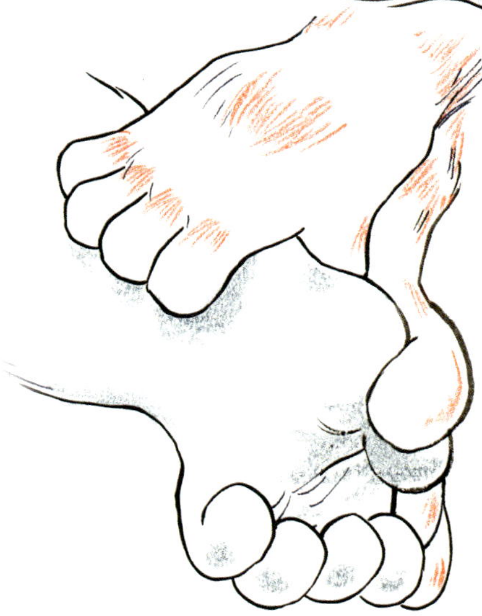

... kreisen.

Nutzt die Sitzung, um die Handballen gut zu massieren.

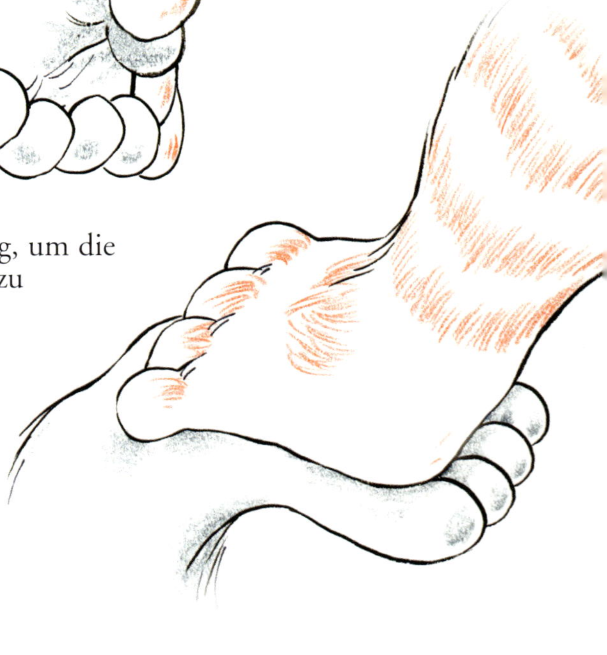

DIE HÄNDCHEN

Beginnt mit der linken
Hand. Drückt die
Handinnenfläche
mit der Faust,
dann mit dem
Daumen.

Die Reflexzonen
der Hand liegen
tiefer, also sind sie
schwerer zu erreichen.
Die Mitte entspricht
dem Zwerchfell - das
ist ein sehr wichtiges
Energiezentrum gegen
Erschöpfung und gegen
Stress.

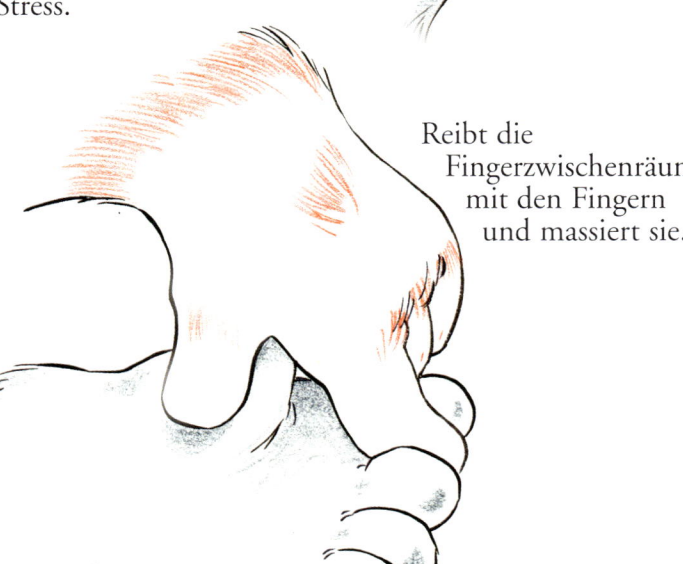

Reibt die
Fingerzwischenräume
mit den Fingern
und massiert sie.

DIE HANDINNENFLÄCHE

Schiebt die Handballen
nach außen - die Hand
öffnet sich.

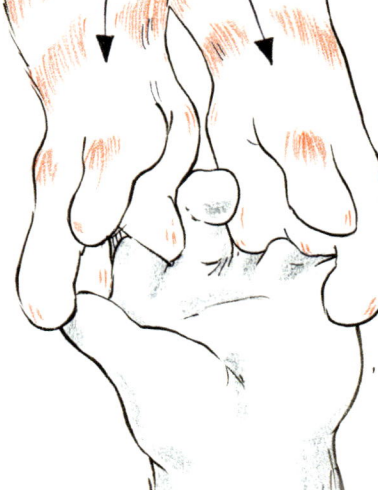

HAND IN HAND
  Schiebt zwei Finger von
jeder Pfote zwischen die
Finger eures Partners.

Eure Daumen massieren
die Handinnenfläche.
Diese von Katzen äußerst
geschätzten Bewegungen
stimulieren die Reflexzonen
der inneren Organe und
entspannen den ganzen
Körper.

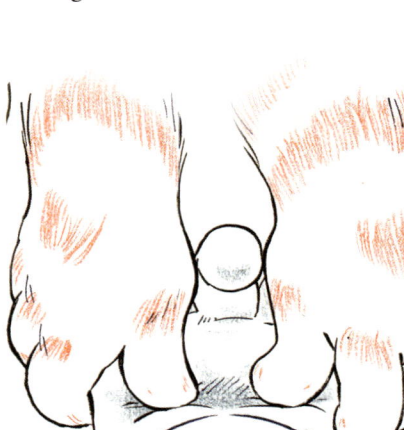

31

DIE AUSSENSEITE DER HAND

Zieht die Hand nach außen.

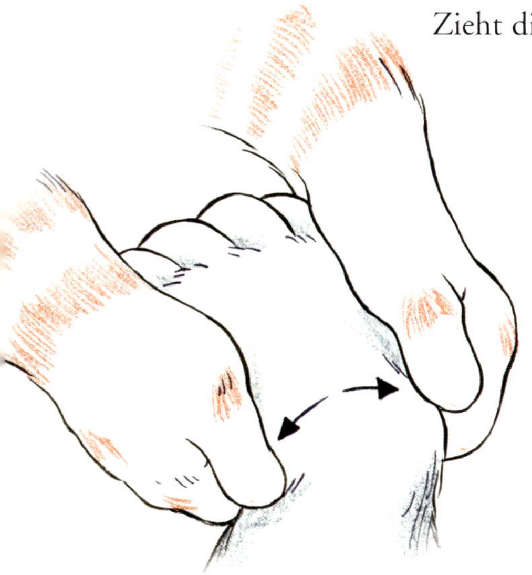

Streicht zwischen den Handknochen in Richtung Handgelenk.

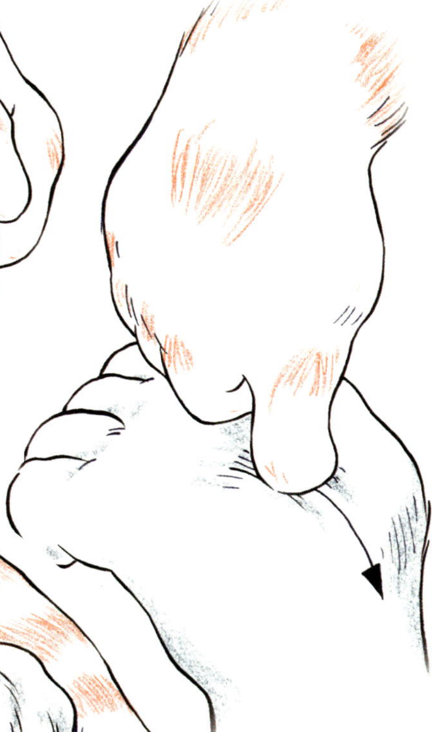

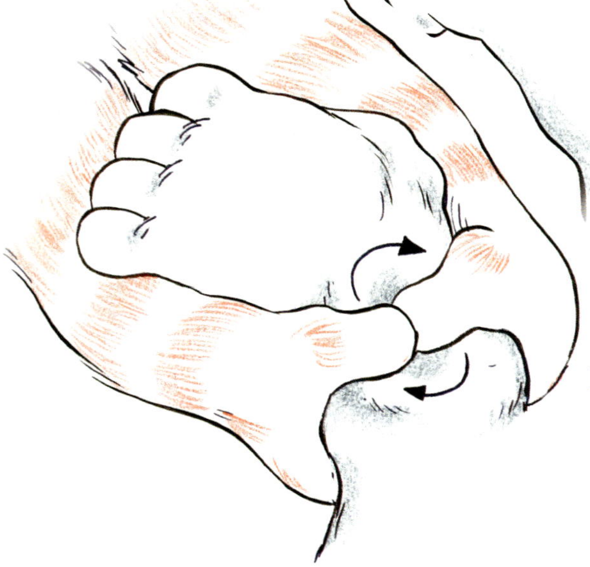

Massiert mit kreisenden Bewegungen das Handgelenk.

Entspannt sorgfältig dieses Gelenk.

Die Massage der Handaußenseite regt die Meridiane des Dickdarms, des Dünndarms und des „Dreifach-Erwärmers" (Lunge, Magen und Darm) an. Ihr könnt die Massage mit leichten Berührungen bis an die Fingerspitzen beenden.

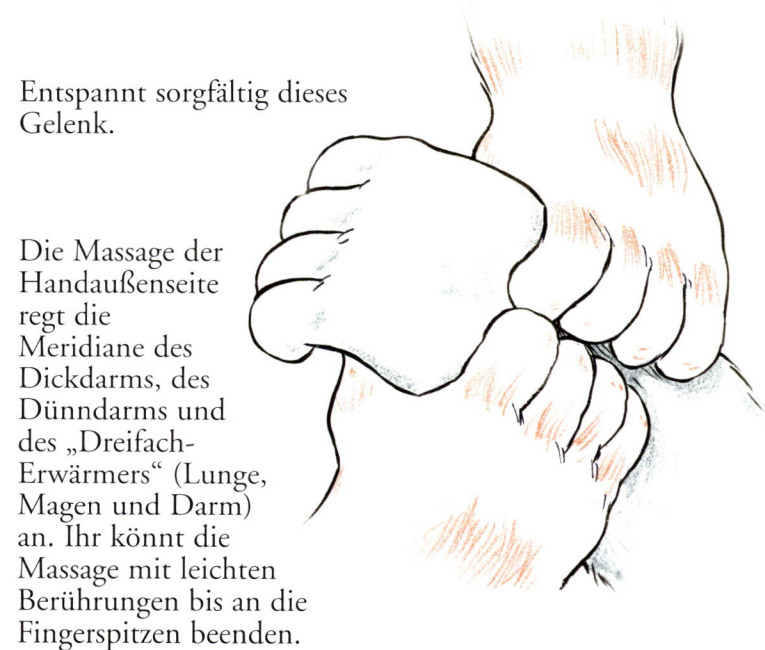

Sanft ... sanft ... sanft ..

GEHT'S DIR GUT?

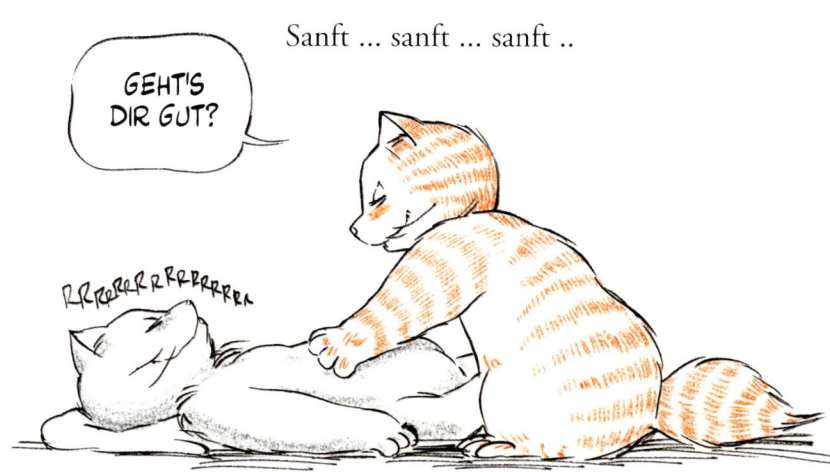

32

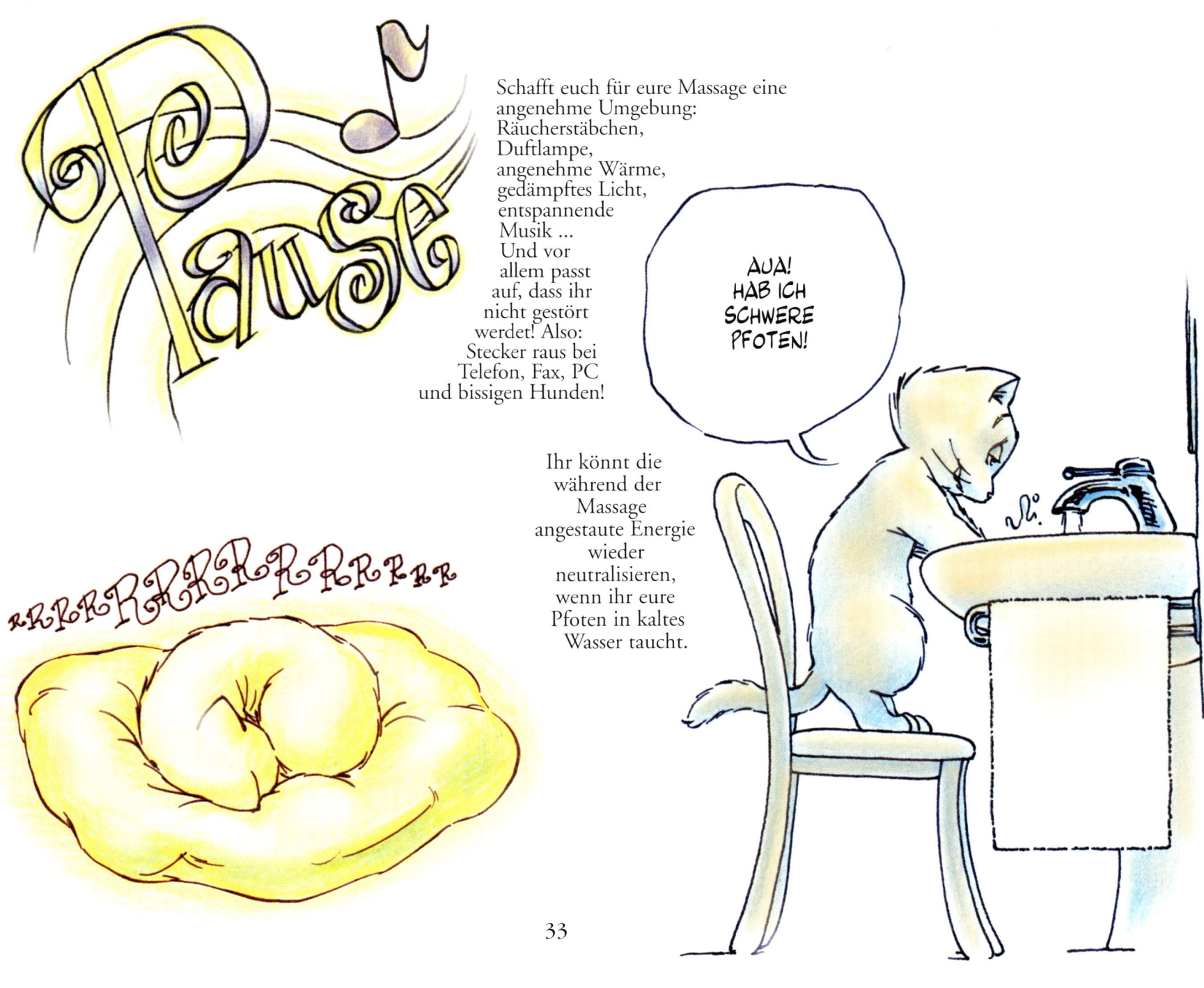

Schafft euch für eure Massage eine angenehme Umgebung: Räucherstäbchen, Duftlampe, angenehme Wärme, gedämpftes Licht, entspannende Musik ... Und vor allem passt auf, dass ihr nicht gestört werdet! Also: Stecker raus bei Telefon, Fax, PC und bissigen Hunden!

AUA! HAB ICH SCHWERE PFOTEN!

Ihr könnt die während der Massage angestaute Energie wieder neutralisieren, wenn ihr eure Pfoten in kaltes Wasser taucht.

RRRRRRRRRRRRRRR

DIE KATZEN-HÄNGEMATTE

Faltet ein Handtuch einmal und legt es unter den Kopf eures Partners.

Die linke Pfote hebt sich leicht, so dass der Kopf zur Seite rollt.

Zieht mal links, mal rechts und intensiviert dabei allmählich die Schwingung.

Hebt mit euren ganz parallelen Pfoten das Handtuch einige Zentimeter hoch.

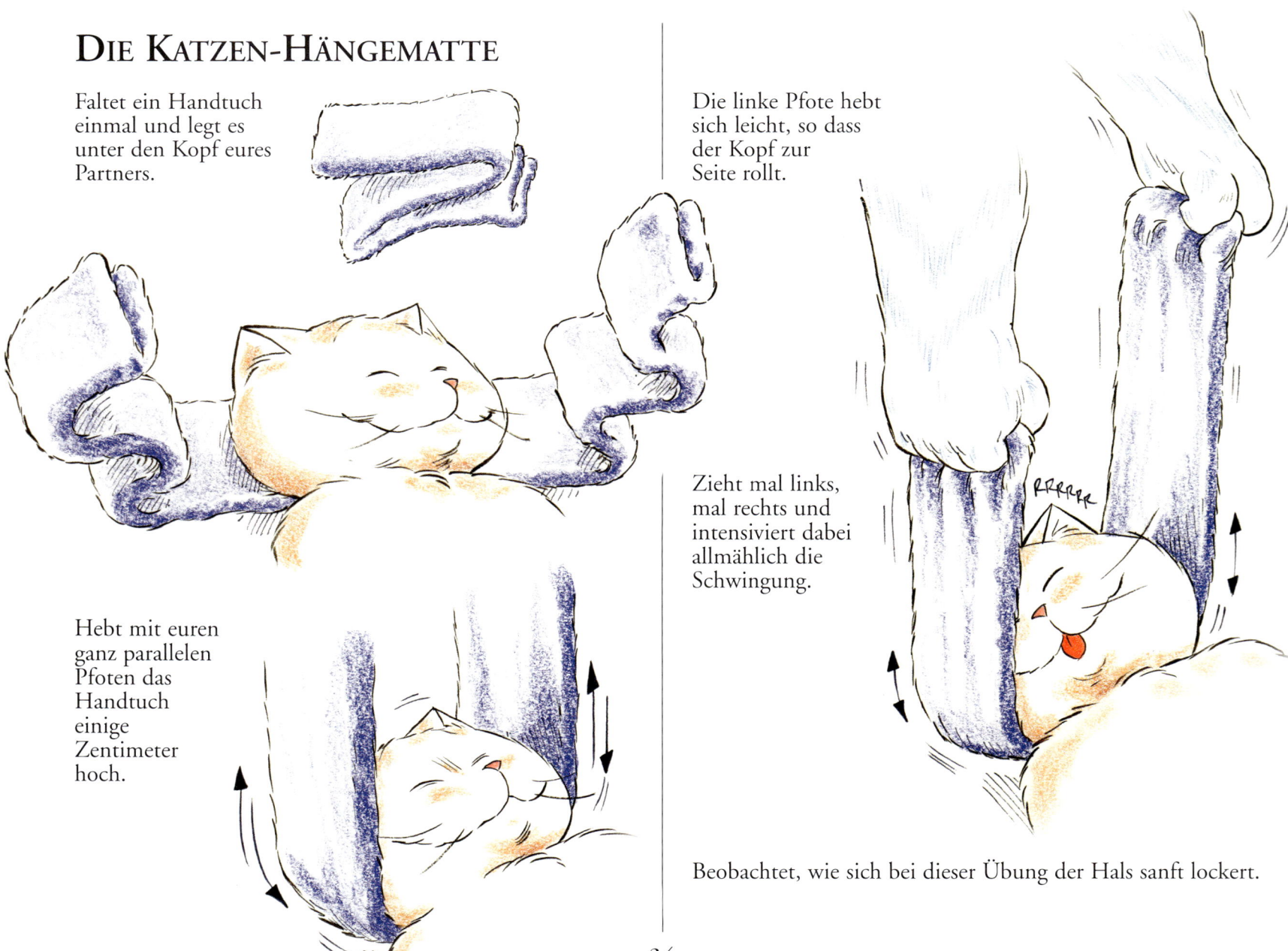

Beobachtet, wie sich bei dieser Übung der Hals sanft lockert.

34

LEICHTES STRECKEN DES NACKENS

Für eine bequemere Position, hebt den Kopf mit einer Pfote an und legt eure andere unter den Nacken.

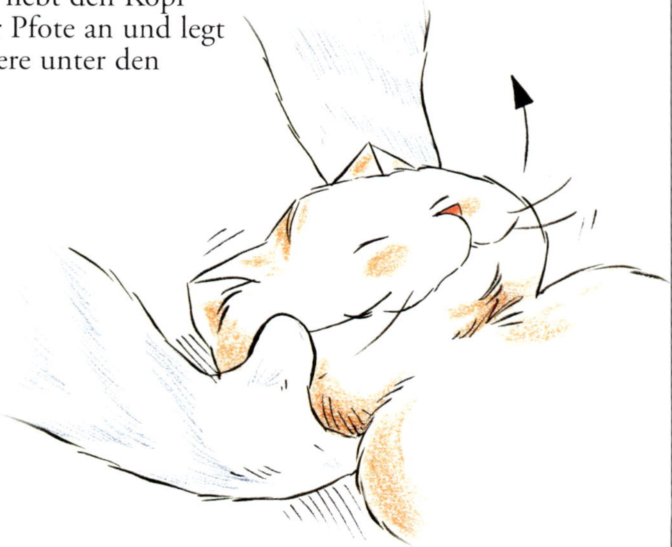

Legt den Kopf zurück und dehnt dabei leicht den Nacken, das Kinn ist gesenkt.

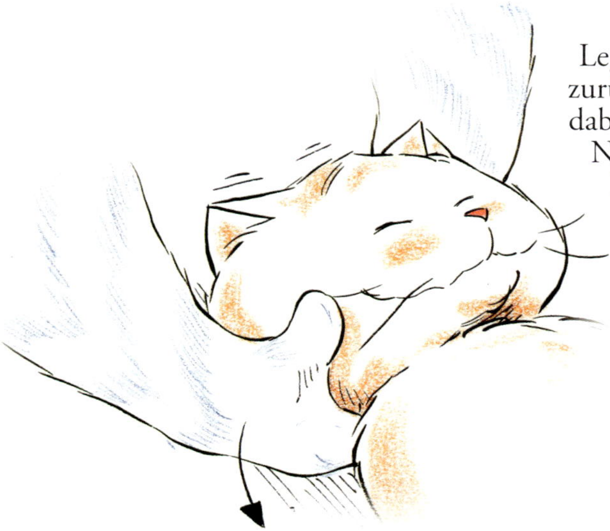

EIN PUTZIGES GESICHTCHEN

Die Daumen befinden sich in der Mitte der Stirn ...

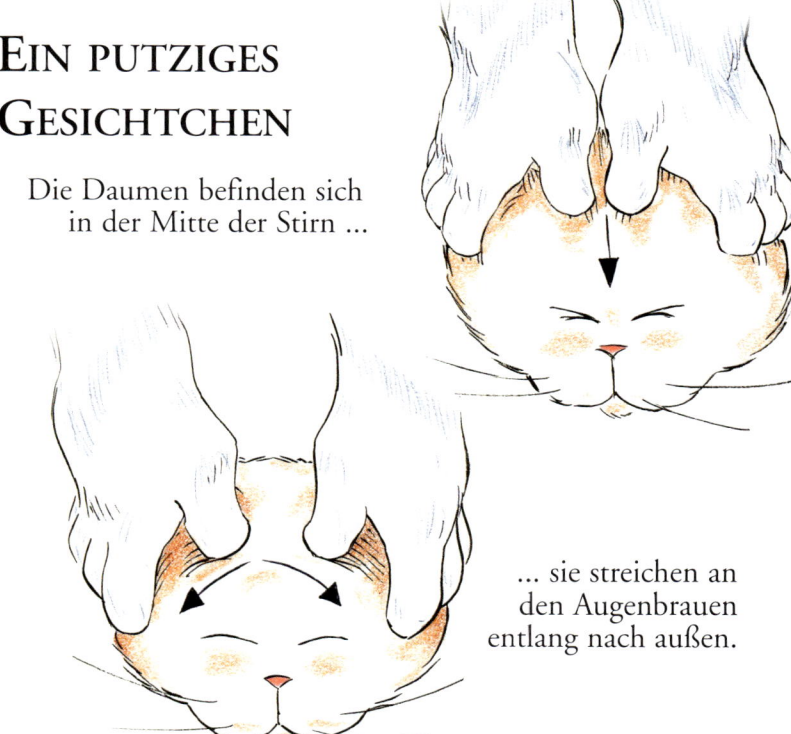

... sie streichen an den Augenbrauen entlang nach außen.

Eure Pfoten umschließen den Kopf. Diese sehr angenehme Bewegung löst nervöse Erschöpfung und erfrischt die Augen.

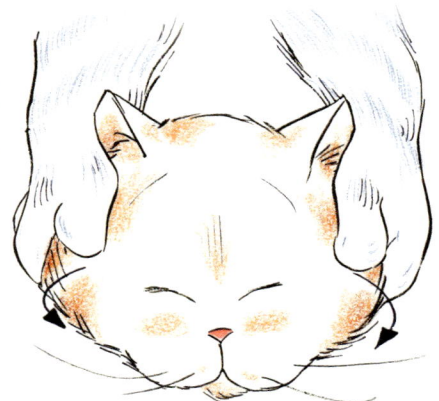

DIE NASE - DIE ENERGIE-FENSTER

Die Finger
massieren
die Nase ...

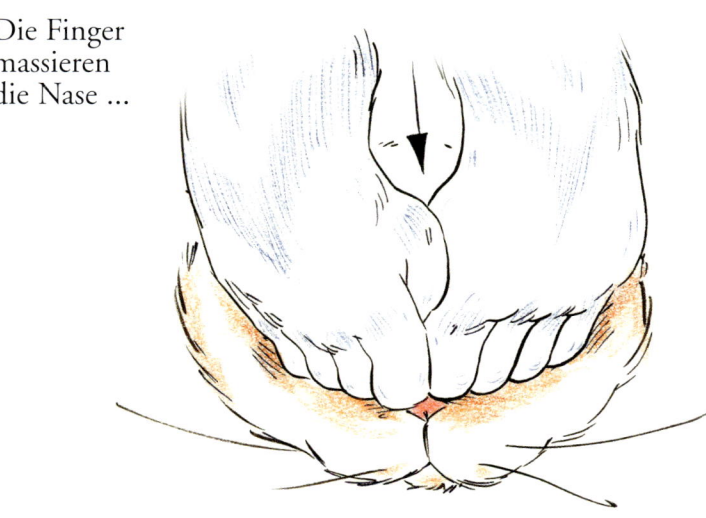

... und streichen am Oberkiefer entlang nach oben. Diese
Massage regt den Dickdarm und den Magen an.
Sie reinigt auch die Nasenlöcher.

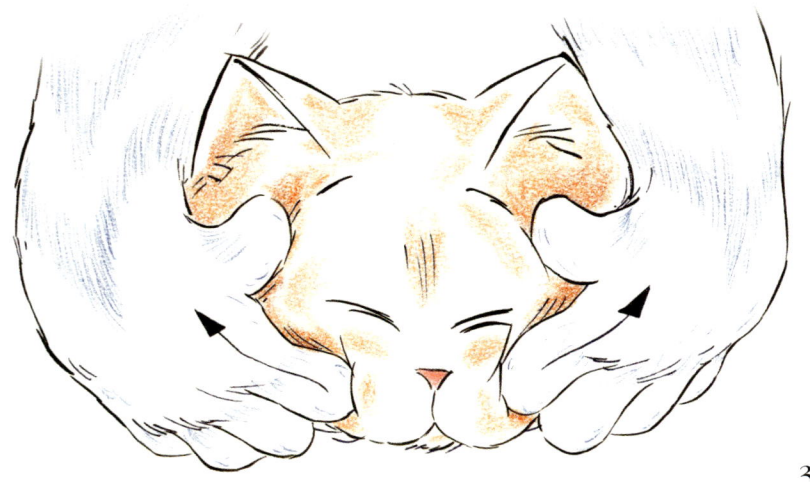

DIE AUGEN

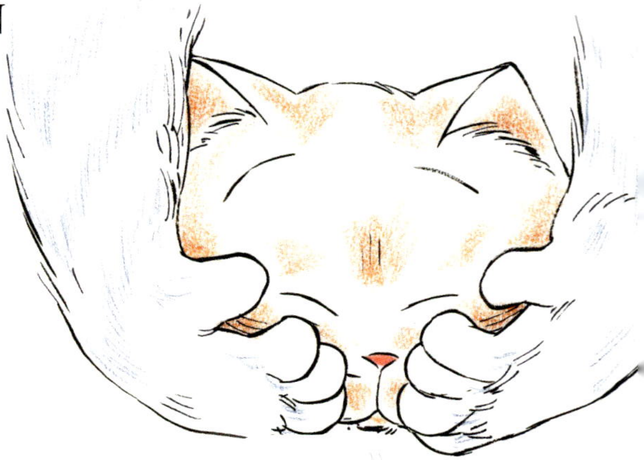

Eure Pfoten legen
sich leicht unter
die Augen ...

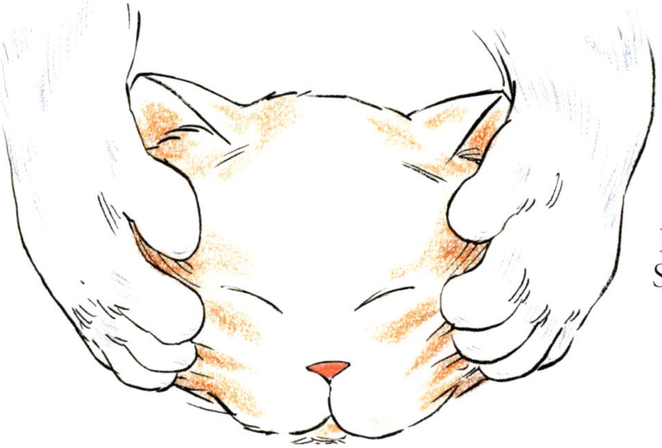

... und
streichen
hoch in
Richtung
Schläfen.

Das glättet die
Augenbrauen.
Perfekt für
nächtliche
Seitenblicke auf den
Dächern - diese
Massage macht den
Blick schöner und
erweitert das
Sichtfeld.

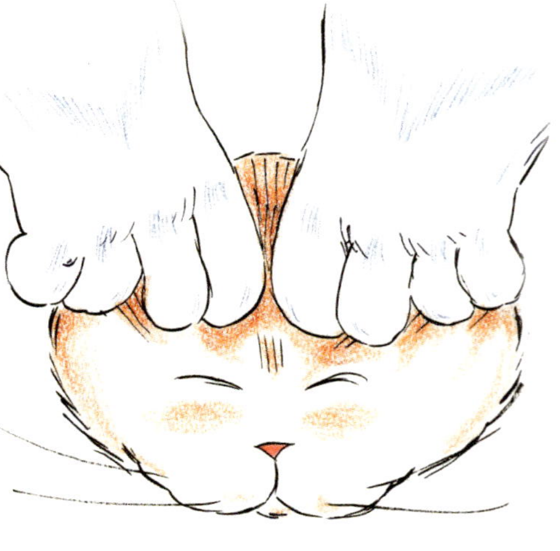

DIE SCHÖNEN BEISSERCHEN

Massiert mit den Fingerkuppen das obere Zahnfleisch ...

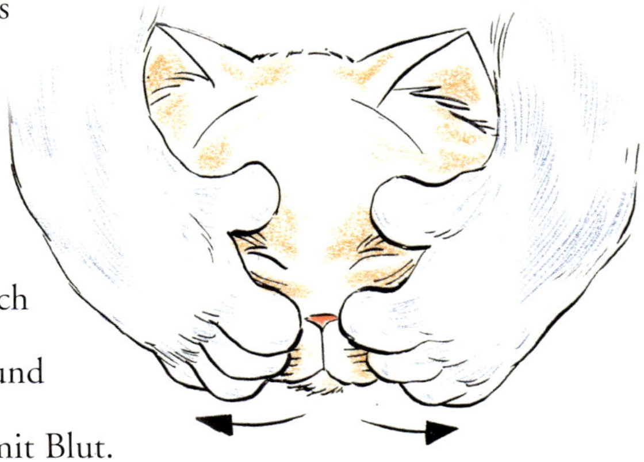

... und dann auch das untere.
Das stimuliert und versorgt den Mundraum mit Blut.

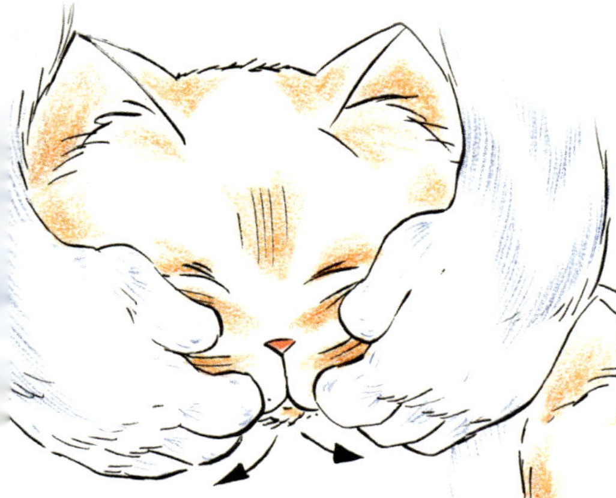

Knetet das Kinn.

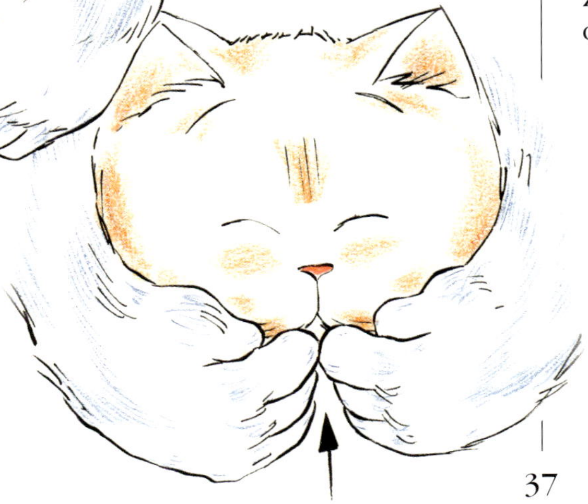

DIE OHREN

Hier befinden sich die Reflexzonen zahlreicher Organe im Körper.

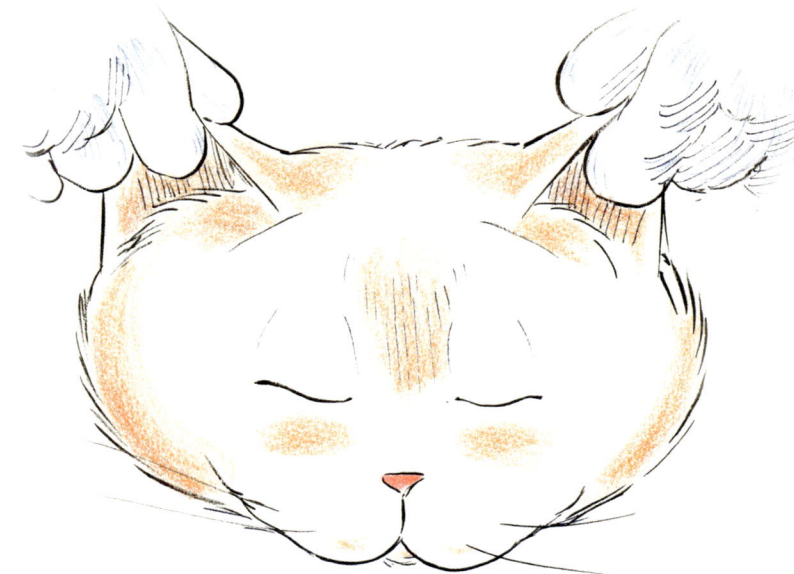

Zieht die Ohrspitzen nach oben.

Massiert den Rand der Ohren und dann die Ohrmuschel.

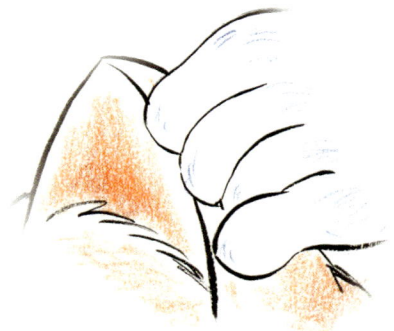

DER JUNGBRUNNEN

Legt die Vorderpfoten auf den
Brustkorb und schiebt sie
in Richtung Kopf ...

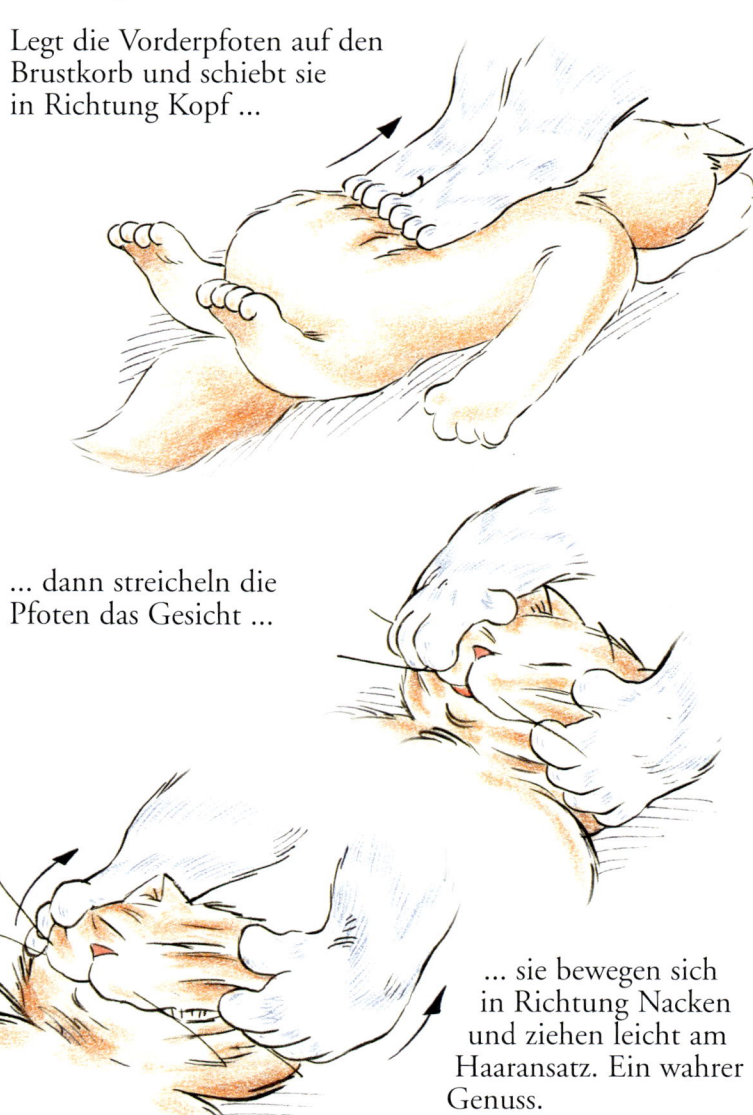

... dann streicheln die
Pfoten das Gesicht ...

... sie bewegen sich
in Richtung Nacken
und ziehen leicht am
Haaransatz. Ein wahrer
Genuss.

SHAMPOONIEREN

Die Massage der behaarten Kopfhaut regt das Gehirn und die
Blutzirkulation an und belebt die Augen.

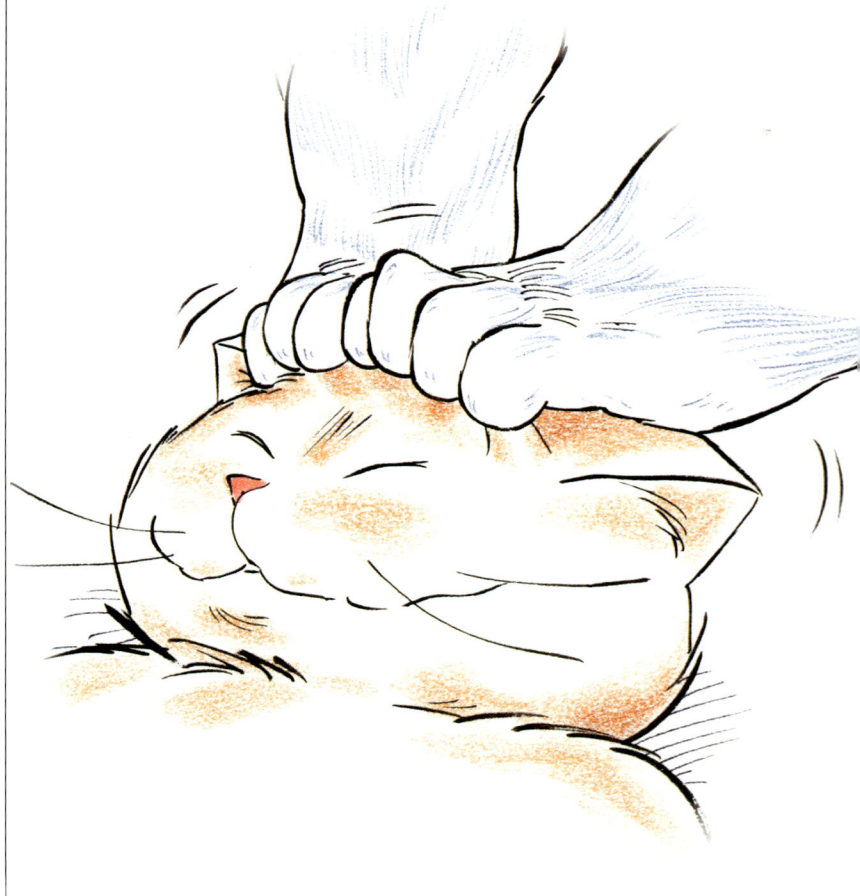

EIN KLEINES EXTRA

Stützt den Kopf mit einer Pfote ab, streicht mit der anderen Pfote so weit wie möglich zwischen den Schulterblättern hinab.

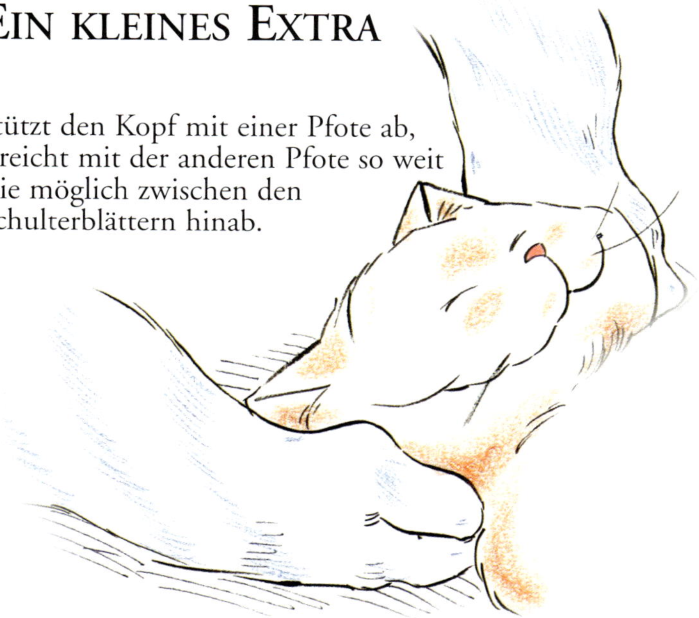

Dann bewegen sich beide Pfoten, eine nach der anderen, sanft vom Nacken nach oben zum Kopf.

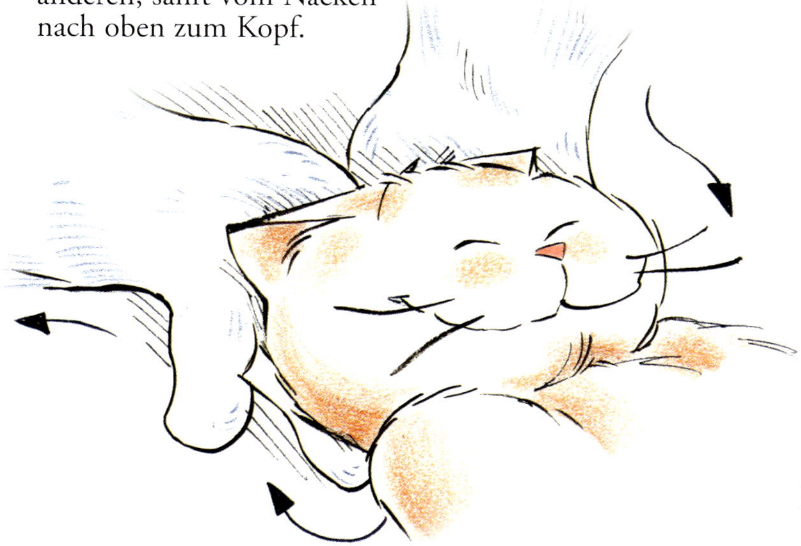

Packt euren Partner ein, lasst ihn sich ausruhen. Der Kurs ist beendet!

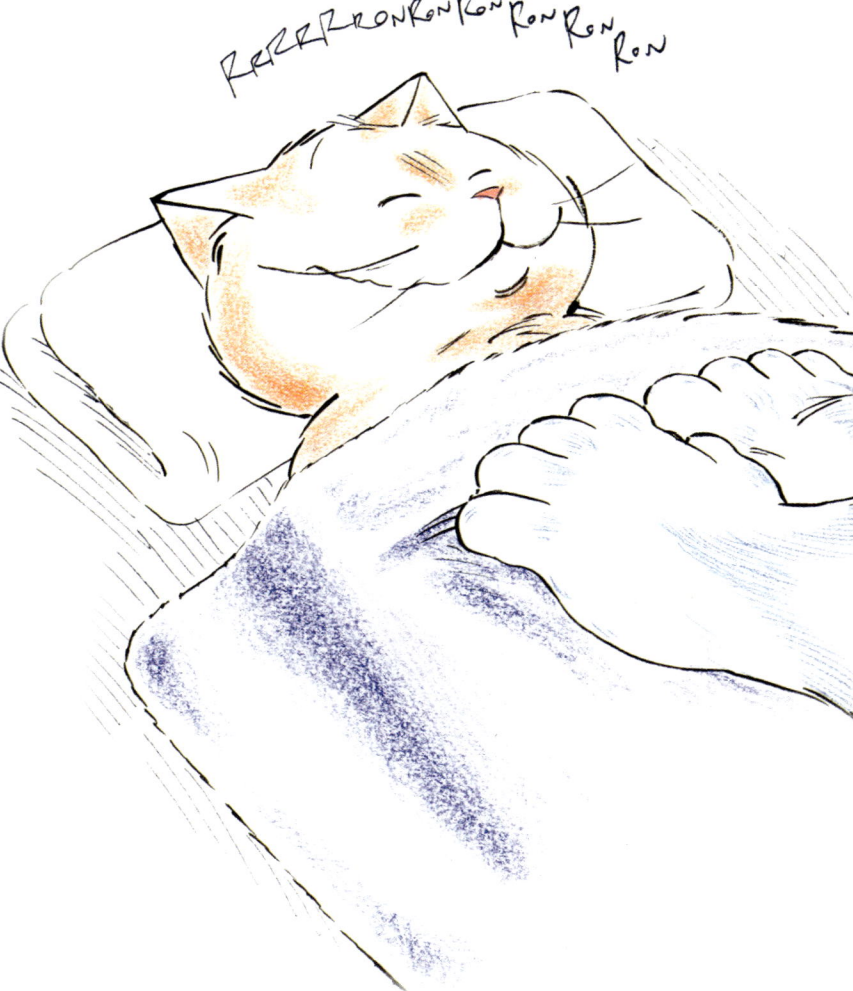

KÖRPERBEWUSSTSEIN DURCH ENTSPANNUNG

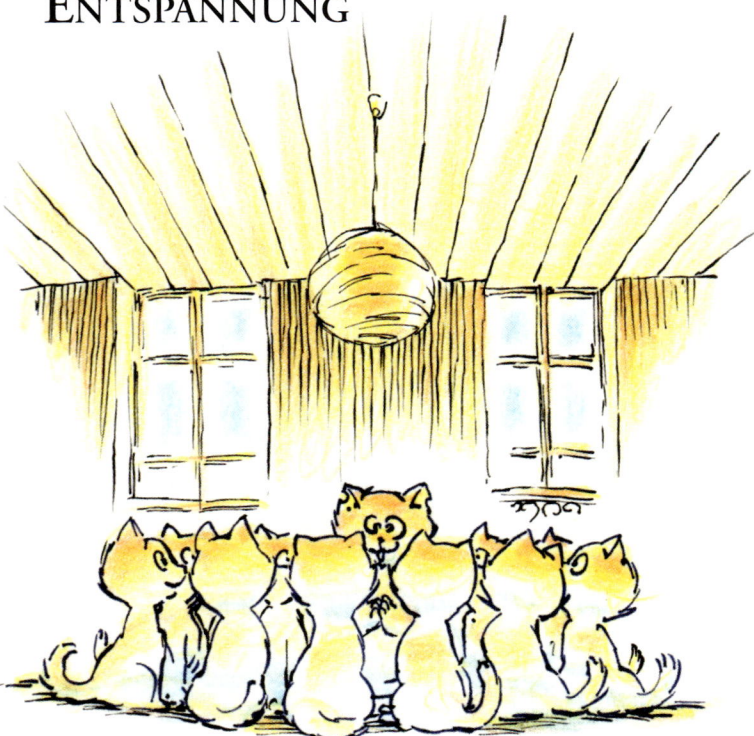

Wir beenden die Sitzung durch eine Entspannung, die euch dabei hilft, euer Körperbewusstsein weiterzuentwickeln.
Es ist ein „kreisendes" Bewusstsein über alle Teile des Organismus, das die Entspannung und ein freies Fließen der Energie fördert.

Ihr werdet eure Aufmerksamkeit auf die verschiedenen Stellen des Körpers lenken, die ich euch nennen werde und versuchen, sie durch die Atmung zu lockern - ohne euch zu bewegen.

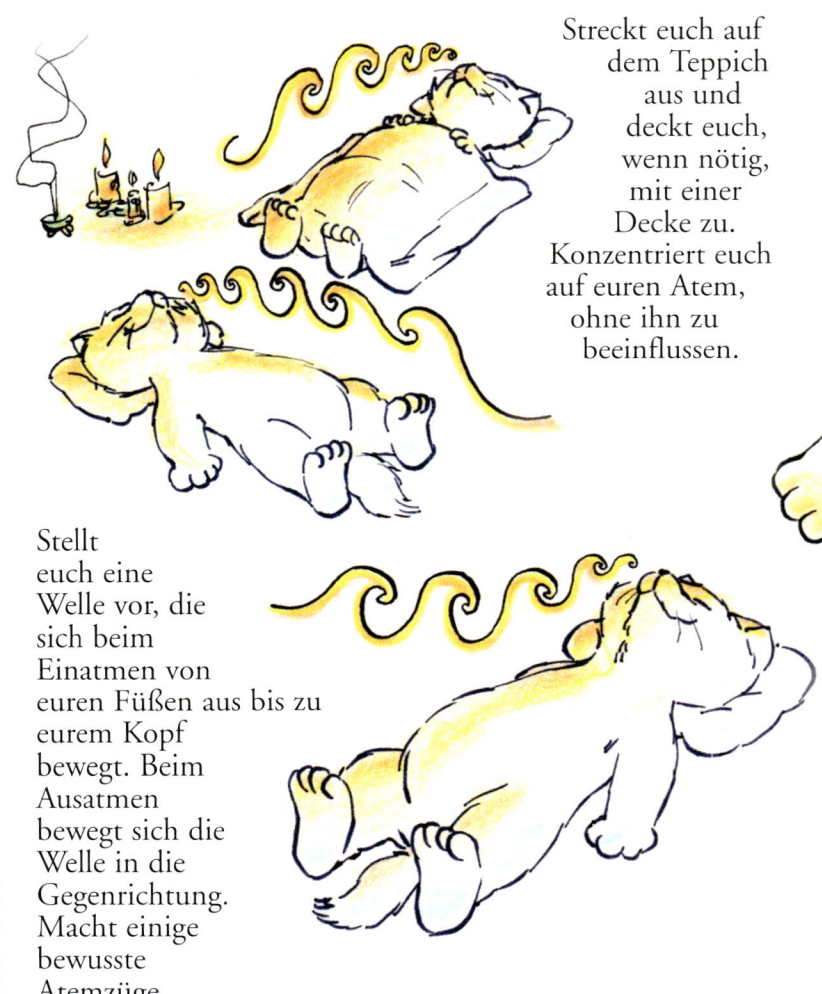

Streckt euch auf dem Teppich aus und deckt euch, wenn nötig, mit einer Decke zu. Konzentriert euch auf euren Atem, ohne ihn zu beeinflussen.

Stellt euch eine Welle vor, die sich beim Einatmen von euren Füßen aus bis zu eurem Kopf bewegt. Beim Ausatmen bewegt sich die Welle in die Gegenrichtung. Macht einige bewusste Atemzüge.

Spürt die Punkte, wo euer Körper den Boden berührt, und merkt euch diesen Abdruck. Am Ende der Sitzung werdet ihr die Änderungen bemerken, die während der Übung passiert sind.

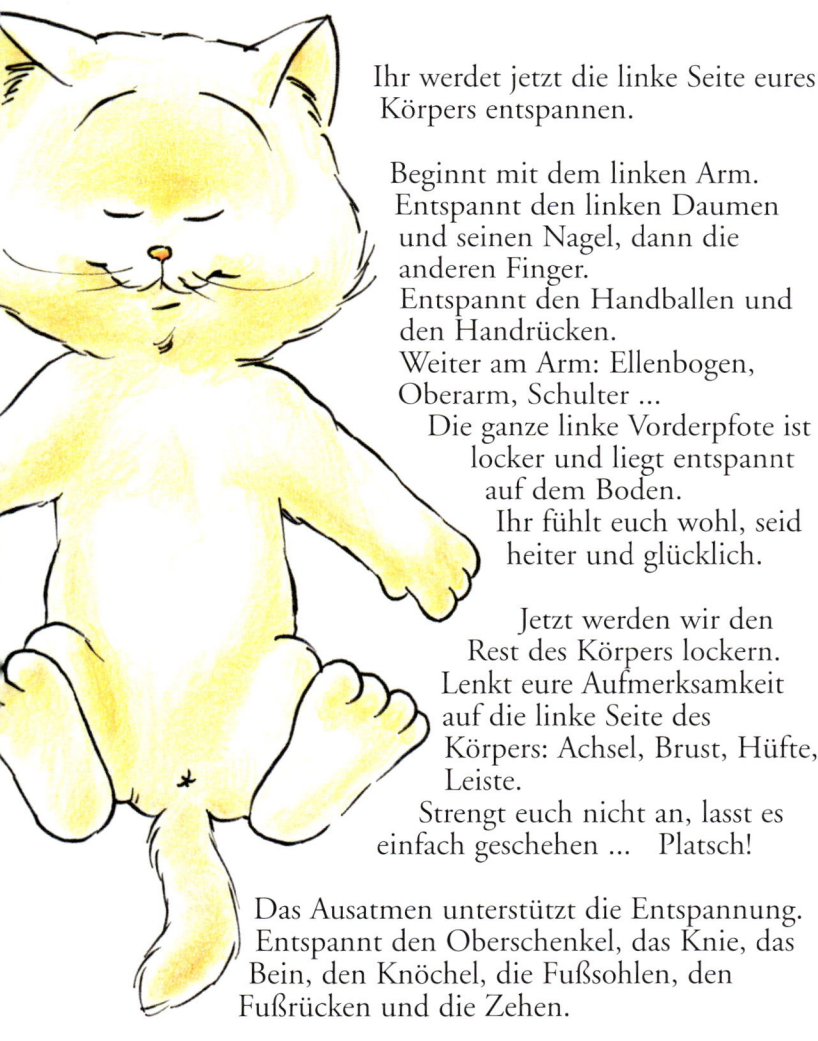

Ihr werdet jetzt die linke Seite eures Körpers entspannen.

Beginnt mit dem linken Arm. Entspannt den linken Daumen und seinen Nagel, dann die anderen Finger. Entspannt den Handballen und den Handrücken. Weiter am Arm: Ellenbogen, Oberarm, Schulter ... Die ganze linke Vorderpfote ist locker und liegt entspannt auf dem Boden. Ihr fühlt euch wohl, seid heiter und glücklich.

Jetzt werden wir den Rest des Körpers lockern. Lenkt eure Aufmerksamkeit auf die linke Seite des Körpers: Achsel, Brust, Hüfte, Leiste. Strengt euch nicht an, lasst es einfach geschehen ...   Platsch!

Das Ausatmen unterstützt die Entspannung. Entspannt den Oberschenkel, das Knie, das Bein, den Knöchel, die Fußsohlen, den Fußrücken und die Zehen.

Wie liegen eure Hinterpfoten auf dem Boden? Lenkt eure Aufmerksamkeit auf die ganze linke Seite eures Körpers. Erscheint sie euch schwer oder sehr leicht? Vergleicht sie mit der rechten Seite.

Ihr werdet jetzt die rechte Seite eures Körpers entspannen, indem ihr die gleiche Reihenfolge durchlauft, angefangen bei den Fingern der rechten Vorderpfote. Dann über den Arm bis zum Hals, rechte Körperseite bis hinunter zur rechten Hinterpfote ... Seid aufmerksam, ausgeglichen, führt alles ohne Anstrengung aus ...

Fühlt, wie die rechte Seite und anschließend der ganze Körper auf dem Boden liegt. Vergleicht das mit dem Beginn dieser Übung. Bleibt aufmerksam.

Lenkt eure Aufmerksamkeit jetzt auf euer Gesicht. Die Stirn, die Augen, die Ohren, die Schnauze, die Schnurrhaare, die Nasenlöcher, die Wangen, das Kinn.

Die Entspannung des Gesichts schenkt euch absolutes Wohlbefinden.

Lenkt eure Aufmerksamkeit jetzt auf den obersten Punkt eures Kopfes: Entspannt die Vorderseite des Kopfes, den Hals, dann den Hinterkopf, die Wirbelsäule bis zum Steißbein ... Lockert die Wirbelsäule und ihre fünfzig Wirbel.

Macht euch frei von der Schwerkraft ...

Ihr seid vollkommen entspannt, der Atem und der Geist beruhigen sich. Ein angenehmer Dämmerzustand übermannt euch, euer Körper schläft tief, aber ihr bleibt wach.

Sagt euch in diesem besonderen Zustand einen kurzen positiven Satz, der euch hilft - z. B. „Liebe, Friede, Fischkroketten" oder eine andere ganz persönliche Formulierung.

Jetzt ist es Zeit, sanft wieder aufzuwachen.

Lasst die Augen geschlossen. Richtet euren inneren Blick auf den Bauchraum und atmet tief ein und aus.
Spürt die Berührungspunkte eures Körpers mit dem Boden.
Stellt euch im Geist das Zimmer vor, in dem ihr euch befindet.
Bewegt nacheinander die Finger eurer vier Pfoten.
Dehnt euch, gähnt, schneidet Grimassen.

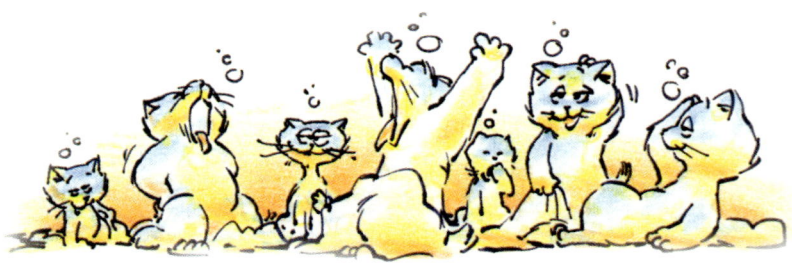

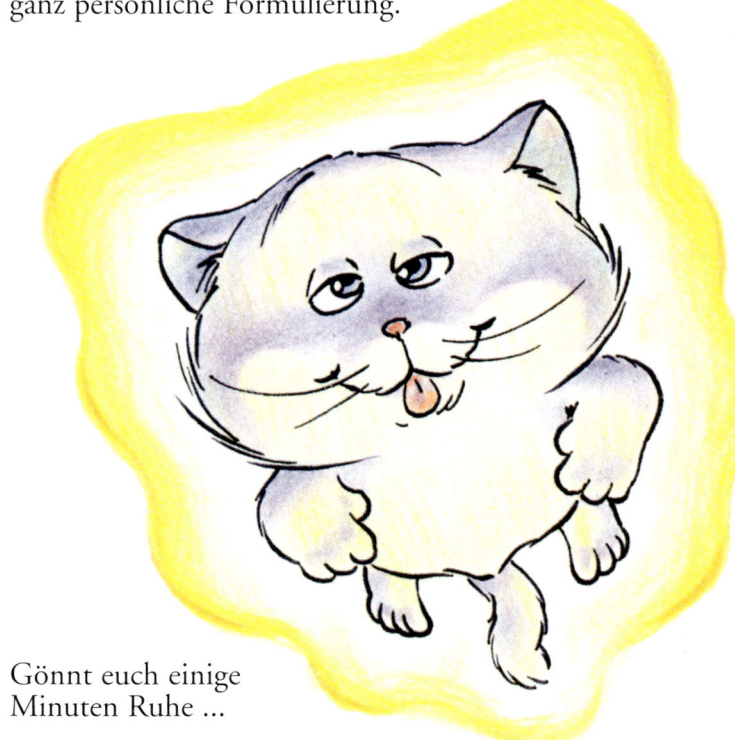

Dann rollt auf die linke Seite und öffnet die Augen.
Richtet euch langsam auf.

Jetzt ist die Sitzung beendet.

Gönnt euch einige Minuten Ruhe ...

Wenn ihr länger trainiert und durchhaltet, werdet ihr in der Lage sein, euch eurer Knochen, der inneren Organe und der Energiezentren und Energiekreise bewusst zu werden.

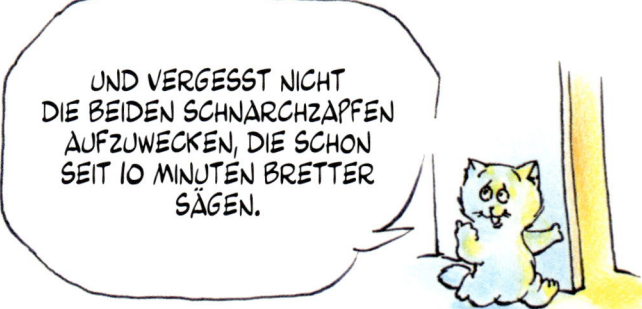

UND VERGESST NICHT DIE BEIDEN SCHNARCHZAPFEN AUFZUWECKEN, DIE SCHON SEIT 10 MINUTEN BRETTER SÄGEN.

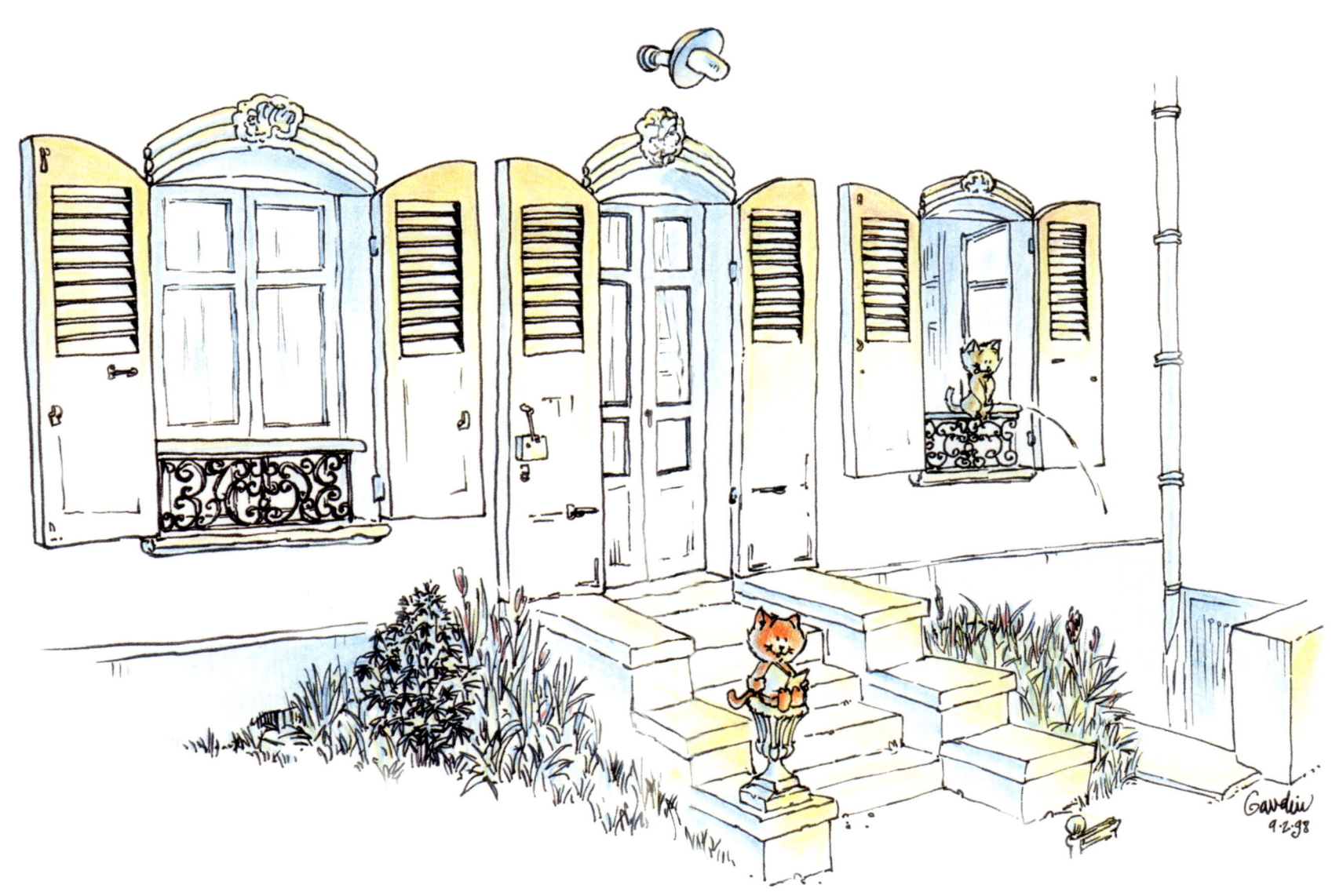

Gute Massage und bis bald!

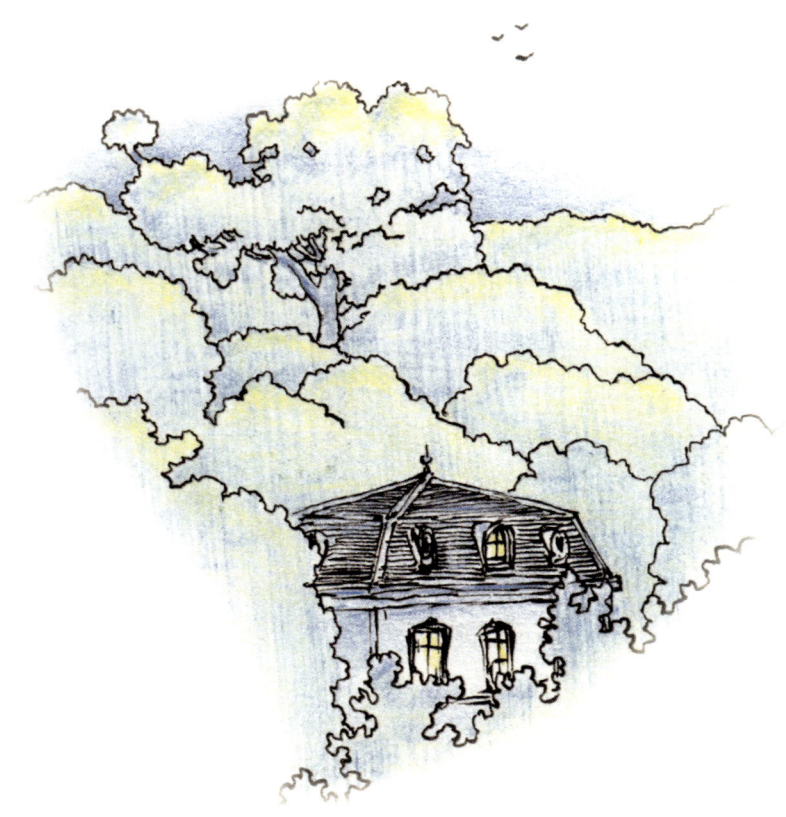

Erste deutsche Ausgabe 2008
© Reichel Verlag
Reifenberg 85
D - 91365 Weilersbach
Tel. 09194 - 8900 - Fax - 4262
E-Mail: info@reichel-verlag.de
www.reichel-verlag.de

Text: Claire Gaudin
Illustrationen und graphisches Design : Christian Gaudin
Übersetzung: Christine Konstantinidis
Titel der französischen Originalausgabe: Massages pour Chats et pour leurs maîtres
© Les éditions du Relié & les auteurs 2005

ISBN 978-3-926388-90-2

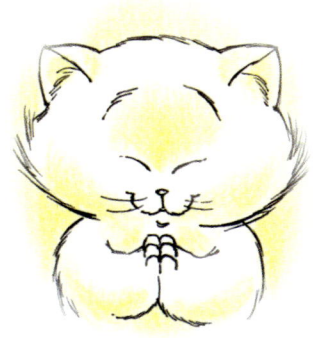